Sakina K. Sievers | Nirgun W. Loh

Was uns nährt und glücklich macht

Einfache Tipps für eine starke Verdauung

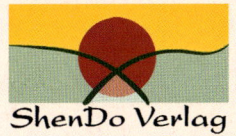

ShenDo Verlag

Inhalt

Leben im Schlaraffenland?

Wir leben hierzulande im Überfluss. Teller, Kühlschränke und Bäuche sind voll. Trotzdem sind wir oft nach einer Mahlzeit nicht wirklich gesättigt und unsere körperliche und seelische Belastbarkeit nimmt ab. Etwa 75 Prozent von dem, was in Deutschland verzehrt wird, stammt aus Lebensmittelfabriken und ist meist von unterirdischer Qualität. Doch alles, was wir essen, wird zu einem Teil von uns. Besteht unsere Nahrung aus wahrhaften *Lebens*mitteln, wird das unsere Lebendigkeit und unser Wohlbefinden positiv beeinflussen. Wenn wir jedoch hauptsächlich energielose Nahrung zu uns nehmen, schwindet unsere Vitalität zusehends. Daher kommt der Spruch: »Du bist, was du isst!«.

In unserer Ernährung braucht es ein gewaltiges Umdenken. Wir essen häufig zu schnell, zu viel, zu oft und das Falsche zur falschen Zeit. Vielfach hat unsere Nahrungsaufnahme nichts mit dem Stillen von Hunger zu tun, sondern mit der Befriedigung unserer emotionalen Bedürfnisse: wir essen um uns zu belohnen oder zu trösten, oder auch um ein Gefühl der inneren Leere zu füllen. Das tiefe Verständnis, dass Essen dazu dient, uns gesund zu erhalten, ist in unserem Kulturkreis weitgehend verlorengegangen.

> Das tiefe Verständnis, dass Essen dazu dient, uns gesund zu erhalten, ist in unserem Kulturkreis weitgehend verlorengegangen.

In China hingegen gibt es eine enge Verknüpfung zwischen Essen und Medizin. Nahrung wird hier zur Gesunderhaltung, Vorbeugung und Heilung eingesetzt. Schon seit Jahrtausenden wird im »Reich der Mitte« die Wirkung der Nahrungsmittel erforscht. Die Erkenntnisse darüber, welches Essen wem, wann und zu welcher Jahreszeit am besten bekommt, wurden von Generation zu

Generation weitergegeben. Auf diese Weise ist ein riesiger therapeutischer Erfahrungsschatz entstanden. In China werden besondere Speisen zubereitet für junge Mütter, die gerade ein Kind geboren haben, oder für Menschen, die sich von einer schweren Krankheit erholen, für Kinder, die sich viel bewegen, oder für Gelehrte, die den ganzen Tag an ihrem Schreibtisch sitzen.

Die Traditionelle Chinesische Medizin (TCM) betrachtet Essen aus dem Blickwinkel der Lebensenergie Qi. Nahrung ist die wichtigste Energiequelle des Menschen, unser Treibstoff. In der »Goldenen Mitte«, wo die Verdauungs- und Umwandlungsprozesse stattfinden, wird das, was wir verspeist haben, zu Qi. Das ist der Stoff für unsere körperliche Lebendigkeit, für geistige Aktivität und für die Immunabwehr. Daher hat unser Essen einen zentralen Einfluss auf unser Wohlbefinden.

Auch hierzulande versteht die Medizin mehr und mehr, dass unsere Gesundheit ganz wesentlich vom Essen abhängt. Doch in der westlichen medizinischen Forschung spielen nur ganz bestimmte Aspekte eine Rolle. Die gewonnenen Erkenntnisse stammen fast ausnahmslos aus Laboratorien. Hier wird untersucht, welche Bestandteile der Nahrungsmittel der menschliche Körper braucht, um gut zu funktionieren.

Dazu werden detaillierte Analysen über Mikrobestandteile wie Vitamine und Spurenelemente erstellt sowie der Kalorien- und Nährwertgehalt ermittelt. Lebensmittel, die wertvolle Ingredienzien enthalten, gelten als besonders empfehlenswert und werden bisweilen als »Superfood« bezeichnet. Unzählige Bücher beschreiben diese »gesunde« Nahrung. Doch auch, wenn einzelne Bestandteile im Labor einen positiven Nährwert aufzeigen, wird dabei häufig vergessen, ob diese Speisen individuell überhaupt verträglich sind und ihre Inhaltsstoffe problemlos vom Körper verwertet werden können.

Essen – Medizin oder Gift

Unsere Ernährung wirkt sich auf alle Bereiche unseres Lebens aus, auch darauf, wie wir uns fühlen: antriebslos, träge und schwach – oder präsent, vital und motiviert. Essen kann uns Energie rauben und müde machen oder aber Lebenskraft schenken und glücklich machen.

Wenn wir »Qi-lose« Nahrung zu uns nehmen, müssen die Verdauungsorgane sich sehr anstrengen, um das Essen aufzuspalten. Die schlechte Qualität unserer »Lebensmittel« und unsere Ernährungsfehler sind die Hauptursache für die Entstehung vieler moderner Zivilisationskrankheiten. So lange wir noch in einem energetischen Überschuss leben, bis etwa zu einem Alter von 30 Jahren, kann unser Körper viel vertragen – ein Jugendlicher kann seinen Big Mac in der Regel noch

> Unsere Ernährung wirkt sich auf alle Bereiche unseres Lebens aus.

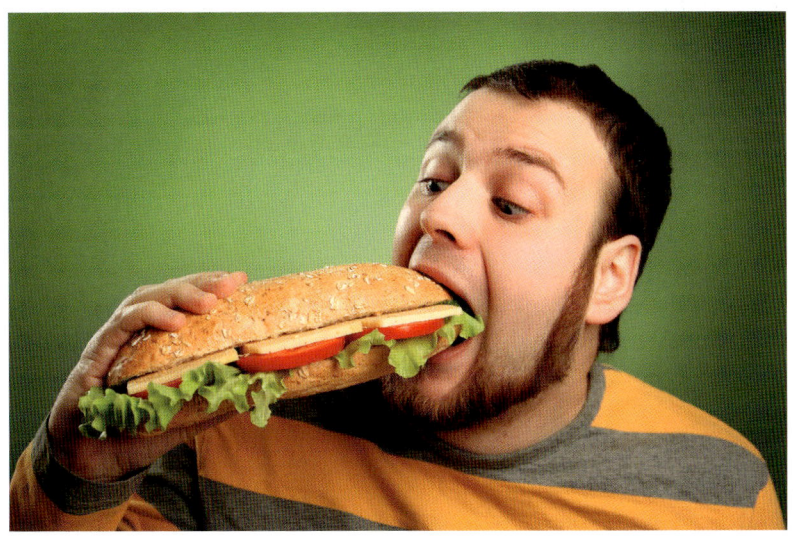

gut verdauen! Doch je älter wir werden, desto deutlicher zeigen sich die negativen Auswirkungen einer schlechten Ernährung. Dann zahlen wir die Rechnung für einen jahrelangen Verzehr von denaturierter, das heißt energieloser Nahrung.

Eine Fülle von Unpässlichkeiten und gesundheitlichen Einschränkungen treten in der Folge immer häufiger auf: Symptome wie Müdigkeit nach den Mahlzeiten, Blähungen, Völlegefühl, Infektanfälligkeit, Allergien, Unverträglichkeiten, Hautprobleme, übelriechende Ausscheidungen, Durchfall, Verstopfung, Pilzerkrankungen, eine verstopfte Nase und vieles mehr betrachten wir dann als normal, weil sie alltäglich geworden sind. Wir nehmen sie mehr oder weniger hin und vergessen dabei, dass wir etwas tun können, um diese Beschwerden zu lindern oder zu heilen, denn sie haben wesentlich mit unserer Nahrung und unseren Essgewohnheiten zu tun.

> Symptome wie Müdigkeit nach den Mahlzeiten, Blähungen, Völlegefühl, Infektionsanfälligkeit, Allergien, Unverträglichkeiten, Hauptprobleme, und viele mehr nehmen immer mehr zu.

Auch unser Geist reagiert auf unsere Art und Weise der Ernährung. Wenn unser Bauch nach einer unbekömmlichen Mahlzeit Schwerstarbeit leisten muss, bleibt keine Energie mehr für den Kopf übrig. Ein solches Essen macht uns müde und wir sind sicher nicht bereit, uns intellektuellen Herausforderungen zu stellen. Im Gegenteil, wir haben Schwierigkeiten, uns zu sammeln und auf eine Aufgabe zu konzentrieren. Es entsteht ein Zustand von mentaler Trägheit und körperlicher Müdigkeit, in dem es auch unmöglich ist zu meditieren. Der Geist kann seine Flügel nicht entfalten, wenn der Körper schwer verdauen muss. Anstatt wach und aufmerksam zu sein, setzen wir uns lieber vor einen Bildschirm und lassen uns berieseln oder fallen im »Fresskoma« aufs Sofa.

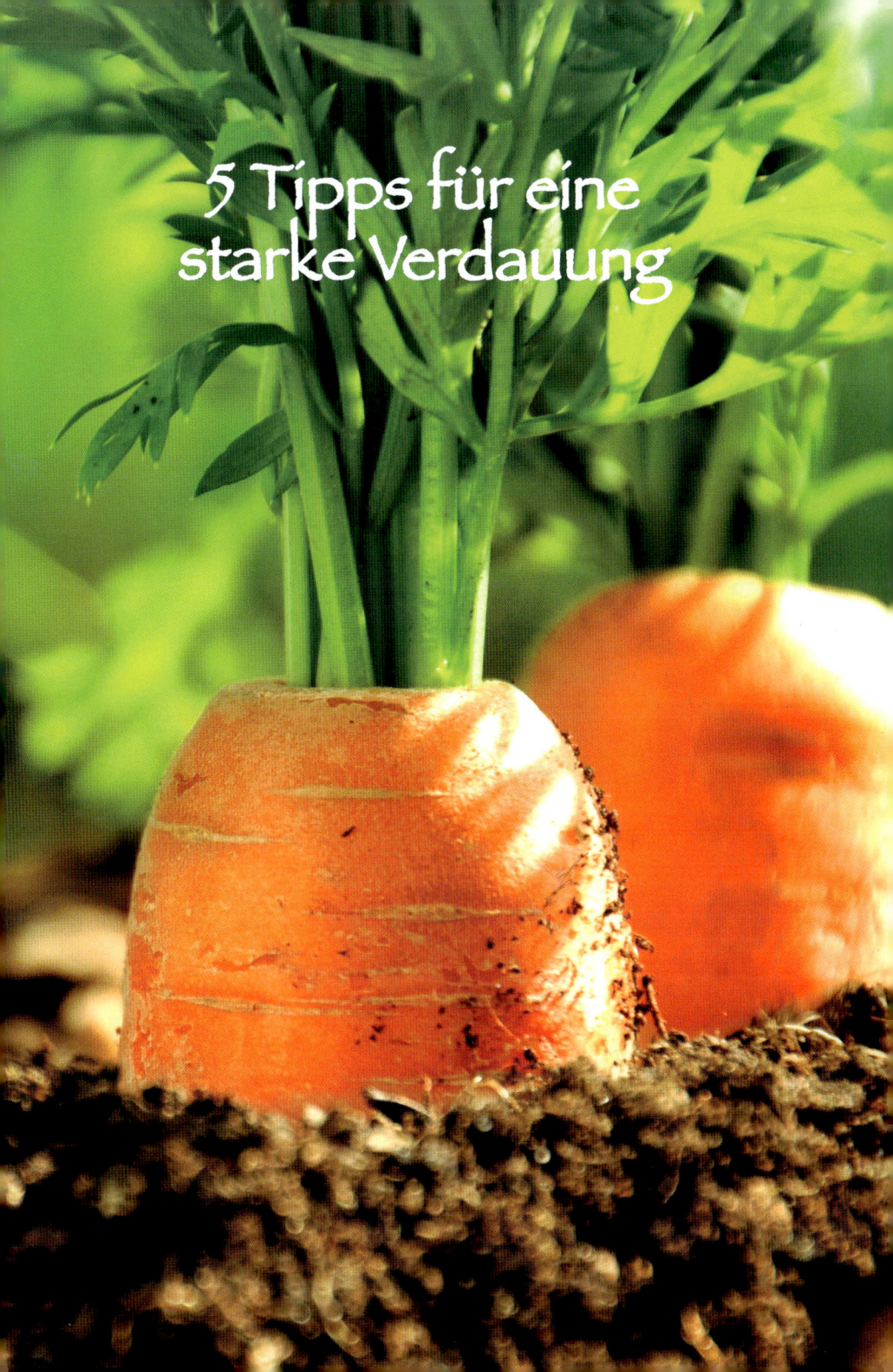

5 Tipps für eine starke Verdauung

Iss langsam und genieße

Das Wichtigste am Essen ist, dass es uns schmeckt. Das bewusste Genießen ist der richtige Weg zur Gesundheit und zu einem Wohlfühlgewicht. Gute Speisen sind nicht nur lecker, sie erfreuen ebenso die Augen und die Nase. Wenn durch liebevolles Zubereiten und Anrichten des Essens unsere Sinne angeregt werden, nehmen wir dadurch mehr Energie auf als mit einer Pizza aus der Pappschachtel. Beim Anblick so einer Speise läuft uns das Wasser – und damit auch wichtige Verdauungsenzyme – im Mund zusammen.

> Eine gesunde Ernährung bedeutet nicht, sich ständig in Zurückhaltung zu üben. Mit Freude bei der Sache zu sein, macht den Unterschied.

Eine gesunde Ernährung bedeutet nicht, sich ständig in Zurückhaltung zu üben. Mit Freude bei der Sache zu sein, macht den Unterschied. Wenn wir beim Verzehr eines Schokoriegels die Kalorien zählen und ihn mit dem unguten Gefühl verspeisen, dass er eigentlich »schlecht« ist, wird es schwierig sein, ihn zu verdauen. Es braucht eine positive Haltung dem Essen gegenüber, die nicht gedämpft wird von Gedanken wie »Ich sollte das nicht essen« oder von Schuld- und Versagensgefühlen, wenn wir es doch tun.

Konsum oder Genuss?

Viele Menschen haben das intensive Genießen der Nahrung verlernt. Sie verwechseln es mit Konsumieren und verzehren achtlos Sachen, die sie nicht wirklich sättigen. Für eine Mahlzeit nehmen sie sich kaum Zeit. Essen verkommt zu einer unbewussten Handlung, es geschieht nebenbei und überall: im Gehen und Stehen, in öffentlichen Verkehrsmitteln, am Schreibtisch mit Blick auf den Computer und vor dem Fernseher.

Wenn wir unser Essen jedoch hastig zwischen Tür und Angel verschlingen, geschieht es leicht, dass wir uns zu viel einverleiben. Bevor wir uns unseres Tuns bewusstwer-den und ein wohliges Sättigungsgefühl wahrnehmen, haben wir schon mehr als wir brauchen in uns hinein geschaufelt.

> Sind unsere Mahlzeiten nicht genussvoll und erfüllend, kreisen die Gedanken mitunter den ganzen Tag ums Essen.

Sind unsere Mahlzeiten nicht genuss-voll und erfüllend, kreisen die Gedanken mitunter den ganzen Tag ums Essen: um das, was wir gerne verspeisen würden, und um das, was wir nicht essen sollten. Das geschieht beson-ders bei Menschen, die eine Schlankheitsdiät einhalten und bei jedem Bissen auf Tabellen und Punktepläne schielen. Die Aufmerksamkeit wird vom Bauch in den Kopf verlegt, was äu-ßerst kontraproduktiv für die Verdauung ist. Auch Unruhe und Zeitdruck bringen die Energie nach oben. Die Magenenergie ist jedoch abwärtsgerichtet, der zugehörige Meridian verläuft vom

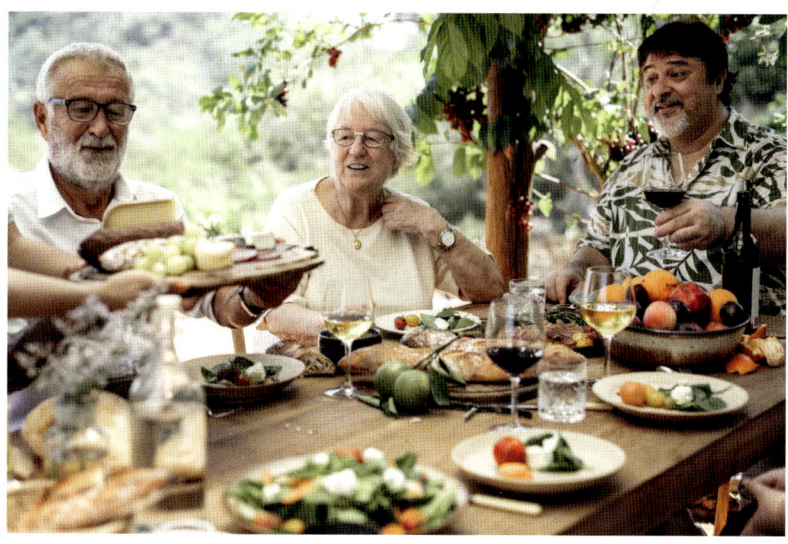

Kopf über Bauch und Beine zu den Füßen. Ist diese Richtung gegenläufig, führt das im Magen zu Stagnation und kann saures Aufstoßen, Mundgeruch und Übelkeit verursachen.

Genießen kann man lernen

Für wahre Gaumenfreuden bedarf es in erster Linie Achtsamkeit. Das bedeutet, langsamer zu essen. Halte einen Moment inne, bevor du mit deiner Mahlzeit beginnst. Vielleicht magst du dir vorstellen, du hättest eine Woche lang nichts gegessen und nun wird dir eine fantastische Mahlzeit serviert, die köstlich aussieht. Führe deine Gabel mit dem duftenden Happen bewusst zum Mund. Spüre, wie wunderbar es sich anfühlt,»gut« zu essen.

Kaue gründlich. Das lenkt die Aufmerksamkeit auf den Moment und weckt die Sinne. Zudem erleichtert ein mit basischem Mundspeichel gut vermengter und zerkleinerter Speisebrei dem Magen die Arbeit. In China sagt man dazu:»Trinke das Feste und kaue das Flüssige.« Interessanterweise steckt in dem Wort»verdauen« das althochdeutsche *firdouwen*, was so viel wie»schmelzen, verflüssigen« bedeutet. Während des Kauens lege die Gabel ab und nimm sie erst wieder auf, wenn du den Speisebrei runtergeschluckt hast.

> Der Mittagstisch sollte kein Ort sein für Kindererziehung, Streitgespräche oder schwierige geschäftliche Besprechungen.

Wähle für deine Mahlzeiten eine harmonische Atmosphäre und genieße sie in angenehmer Gesellschaft oder allein. Das Wohlbefinden, das dadurch entsteht, wirkt sich unmittelbar auf die Verdauungsfunktionen aus. Der Mittagstisch sollte kein Ort sein für Kindererziehung, Streitgespräche oder schwierige geschäftliche Besprechungen.

Hara Hachi Bu – weniger ist mehr!

Auf der japanischen Insel Okinawa leben erstaunlich viele Hundertjährige, und die sind ungewöhnlich fit. Zahlreiche Wissenschaftler haben die Ursachen für die bemerkenswerte Gesundheit und das auffallend lange Leben dieser Menschen zu ergründen versucht. Sie fanden heraus, dass die Bewohner sich einfach ernähren, mit frischen regionalen Zutaten, und wenig emotionalen Stress haben. Doch als Hauptschlüssel für ihre Vitalität gilt eine simple Regel, die dort »Hara Hachi Bu« genannt wird. Das bedeutet, sich niemals zu überessen, sondern nur so viel zu verspeisen, bis der Magen zu etwa 80 Prozent gefüllt ist.

> »Hara Hachi Bu« bedeutet, sich niemals zu überessen, sondern nur so viel zu verspeisen, bis der Magen zu etwa 80 Prozent gefüllt ist.

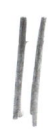

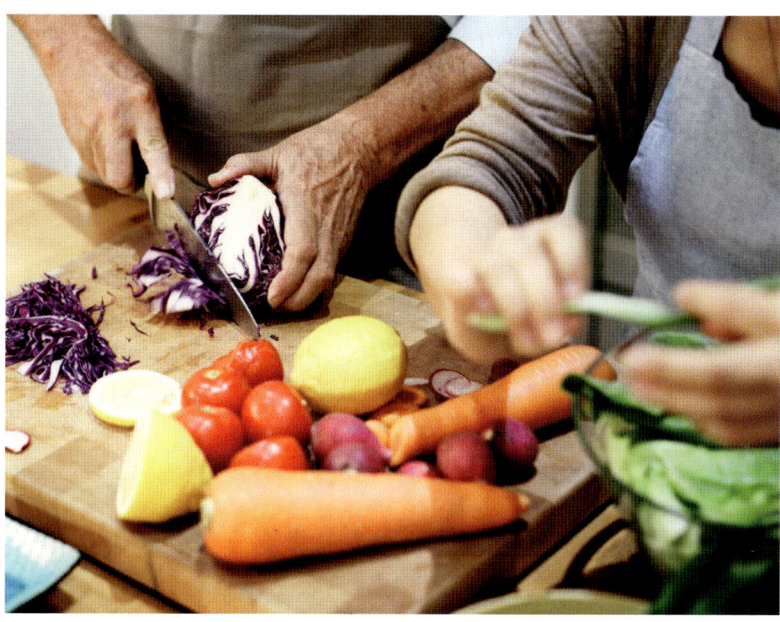

Esse und trinke warm

Verdauung wird in der Chinesischen Medizin mit einem alche-mistischen Kochvorgang verglichen, bei dem das Essen in essen-zielle Bestandteile umgewandelt wird, die dann vom Organis-mus aufgenommen werden können. Dafür braucht es vor allem Wärme, das »Verdauungsfeuer«, welches die aufgenommene Nahrung rasch und effizient «verbrennt« und in Energie und Substanz umwandelt.

Gekochte Speisen machen es der Verdauung leichter, weil durch das Garen die Nahrung schon vorab aufgeschlossen wird. Durch die Kochwärme werden zudem unzählige Aromastof-fe freigesetzt. Ein solches Essen schenkt nicht nur ein wohliges Wärmegefühl, sondern ist auch bekömmlich. Für den Magen ist

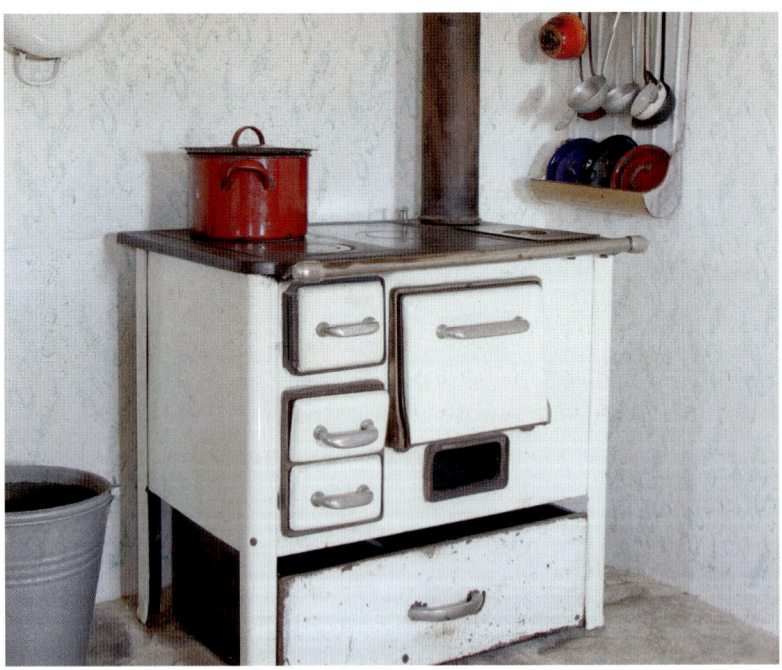

es am besten, wenn das, was bei ihm ankommt, warm ist und die Konsistenz eines Breis hat. Dann muss er es nicht erst vor dem Aufspalten erwärmen und zerkleinern. Suppen sind daher am leichtesten verdaulich, denn sie erfüllen schon beide Kriterien. Der Körper braucht in dem Fall für die Verdauung nur wenig Energie. Er kann die in der Nahrung enthaltenen Nähr- und Vitalstoffe leicht resorbieren und verwerten.

Esse und trinke so oft wie möglich warm, vor allem im Winter, wenn Kälte und Nässe vorherrschen und Menschen und Tiere instinktiv nach Wärme suchen. In dieser Zeit sind lang gekochte »Kraftsuppen« empfehlenswert, die stundenlang auf kleiner Flamme köcheln und mit wärmenden Gewürzen wie Kümmel, Koriander oder Ingwer abgeschmeckt sind. So eine Suppe, der über den Kochprozess viel Energie, das heißt Wärme zugeführt wurde, wirkt wie ein Lebenselixier und heizt den Körper von innen her. Sie kann für ein paar Tage vorgekocht, im Kühlschrank (nicht im Gefrierfach!) aufgehoben und portionsweise erwärmt werden.

Vegane Kraftbrühe

Zutaten: 1 Sellerieknolle, 3 Möhren, 1 Rote Bete, 1 weißer Rettich, 4 Shitakepilze, 3 Stangen Lauch, 1 Brokkoli, 1 Esslöffel Bockshornkleesamen, 4–5 Lorbeerblätter, 3–4 Kombualgen, Petersilie und reichlich Wasser.

Das Ganze 3 Tage unter Aufsicht köcheln, immer wieder Wasser nachgießen, danach das gekochte Gemüse wegwerfen. Mindestens 3 Becher täglich trinken. Bei Bedarf können nach dem Erwärmen der Trinkmenge Umeboshipaste und Kuzu hinzugefügt werden. Nach 3 Stunden köcheln kann die erste Brühe getrunken werden.

Kalte Speisen und Getränke hingegen muss der »Kochherd« Magen erst von Kühlschrank- oder Zimmertemperatur auf Körpertemperatur bringen. Das bedeutet eine gewaltige Kraftanstrengung, was ihn häufig überfordert. Rohkost und Salat verringern das Verdauungsfeuer. Wenn du Appetit auf einen knackigen Salat hast, iss vorab eine warme Suppe, um es zu entfachen. So wird der Bauch vorgewärmt und für seine Aufspaltungsarbeit vorbereitet.

Die thermische Wirkung der Nahrung

Zu den wertvollen Erkenntnissen aus dem Reich der Mitte gehört die Einteilung der Lebensmittel nach ihrer thermischen Wirkung. Denn nicht nur die Temperatur einer Speise nach ihrer Zubereitung beeinflusst unser Wärmeempfinden, sondern auch die Natur des Nahrungsmittels selbst. Seine thermische Wirkung zeigt an, wie man sich nach seinem Verzehr fühlt: Es gibt Nahrungsmittel, die uns erwärmen, erhitzen, erfrischen, abkühlen oder schlicht neutral sind. Auf den Seiten 30 und 31 findest du eine Übersicht über die thermische Wirkung der wichtigsten Nahrungsmittel.

Thermisch warme und heiße Nahrungsmittel beschleunigen den Stoffwechsel.

Heiße Nahrungsmittel erhitzen den Körper und sollten vornehmlich im Winter genossen werden, um eingedrungene Kälte zu vertreiben. Weil ihre Hitze auf Dauer einen austrocknenden Effekt für den Körper hat, sind sie nicht zum regelmäßigen Verzehr geeignet.

Warme Nahrungsmittel sollten ebenfalls vermehrt in der kalten Jahreszeit auf dem Speiseplan stehen und von Menschen bevorzugt werden, die leicht frieren, chronisch kalte Füße haben oder sich wenig bewegen (Bewegung erzeugt Wärme). Warmes

und Heißes beschleunigt den Stoffwechsel. Neutrale Nahrungsmittel wirken ausgleichend, das Temperaturempfinden wird sich
nach ihrem Verzehr nicht verändern.

Erfrischende und kalte Nahrungsmittel verschaffen uns im
Sommer eine angenehme Kühle und verhindern die Entstehung
von übermäßiger Hitze im Körper. Ther-
misch kalte Speisen und Getränke dämpfen das Verdauungsfeuer. Werden sie regelmäßig verzehrt, führt das zu reichlich
hellem Urin, wodurch die Wärme des Körpers ausgeleitet wird. Kälte vermindert

> **Thermisch kalte Speisen und Getränke dämpfen das Verdauungsfeuer.**

oder blockiert den Fluss unserer Lebensenergie. Ein Übermaß an
abkühlenden oder kalten Nahrungsmitteln kann nicht nur innere Kälte hervorrufen, sondern auch Verdauungsprobleme, einen
niedrigen Energielevel, eine geschwächte Abwehrkraft und se-
xuelle Unlust. Dieser Zustand entsteht häufig durch einen übermäßigen Verzehr von Rohkost, Südfrüchten wie Bananen, Sauer-
milchprodukten wie Joghurt und durch kalte Getränke.

Neutrale, erwärmende und erfrischende Nahrungsmittel sollten den größten Teil unserer Mahlzeiten ausmachen. Auf diese
Weise wird die Mitte gestärkt. Heiße und kalte Zutaten bilden
besondere Akzente. Erfrischendes sollte im Winter reduziert werden, Erwärmendes im Sommer.

Durch die Zubereitung können wir die thermische Wirkung
verändern: Backen, Braten und langes Kochen wirkt erwärmend,
die Speisen werden »yangisiert«, das heißt, sie stärken das Yang*.

---

* Yin und Yang sind die Begriffe der taoistisch-chinesischen Weltlehre für die pola-
ren Kräfte des Universums. Alles hat ein notwendiges Gegengewicht, das eine ist
ohne das andere nicht denkbar. Die Natur sucht immer die Harmonie, den Ausgleich zwischen den Energien. Yin und Yang zeigen sich auch in unserem Essen.
Nahrungsmittel, die unseren Körper erwärmen, erhitzen und austrocknen, sind
dem Yang zugeordnet. Yin-Nahrungsmittel haben eine abkühlende oder kalte
und befeuchtende Wirkung.

Durch kurzes Kochen mit viel Wasser, Blanchieren oder auch durch erfrischende Zutaten wie Tomaten wird die warme oder heiße Wirkung von Speisen ausgeglichen, sie werden »yinisiert«, sprich: das Yin wird dadurch gekräftigt. Durch das Verständnis der thermischen Natur von Nahrungsmitteln und seine Anwendung auf dem eigenen Ernährungsplan lassen sich viele Ernährungsfehler vermeiden.

Gewürze und Küchenkräuter

Die meisten Gewürze und Kräuter verändern nicht nur den Geschmack von Speisen, sondern dienen von alters her dem energetischen Ausgleich und damit der besseren Verdaulichkeit von Nahrungsmitteln. Das ist auch hierzulande in der traditionellen Küche bekannt. Spinat wird mit gedünsteten Zwiebeln, geriebener Muskatnuss und etwas Pfeffer angerichtet, was den von Natur aus abkühlenden Spinat wunderbar ausgleicht. Das erfrischende Sauerkraut wird mit Wacholderbeeren, Lorbeer und Kümmel zu einer wärmenden Beilage, Gurken werden mit erwärmendem Dill ausgeglichen.

Bei der Auswahl unserer Nahrungsmittel ist es von Vorteil, sich am regional-saisonalen Angebot zu orientieren, an dem, was uns die Natur gerade erntereif zur Verfügung stellt.

Erfrischende Früchte wie Äpfel werden in gekochter Form als Apfelmus oder Kompott mit etwas Zimt oder Vanille zu einem bekömmlichen Nachtisch oder können im Backofen wie ein Bratapfel zubereitet werden. In dieser Form wirkt das von Natur aus abkühlende Obst neutral oder durch die Zugabe der Gewürze gar erwärmend auf den Körper.

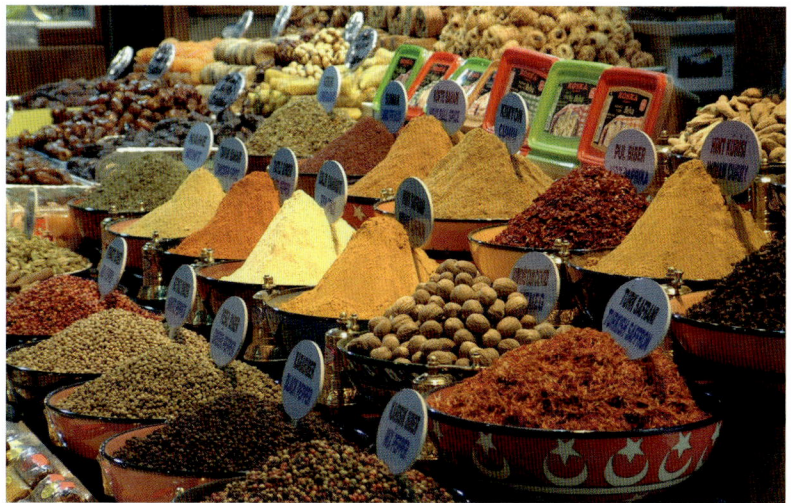

Gesund durch alle Jahreszeiten

Bei der Auswahl unserer Nahrungsmittel ist es von Vorteil, sich am regional-saisonalen Angebot zu orientieren und zu schauen, was uns die Natur gerade erntereif zur Verfügung stellt. Zu jeder Jahreszeit wachsen insbesondere die Nahrungsmittel, die unser System in Balance halten. Das Frühjahr bietet uns Löwenzahn und Brennnessel an. Beide Kräuter wirken reinigend und leiten die Schlacken aus, die sich durch die eher reichhaltige und fettigere Kost im Winter angesammelt haben. Im heißen Sommer reifen kühlende Früchte, erfrischende Tomaten, Gurken und Salate. In der kalten Jahreszeit stehen uns wärmender Kohl, Lauch und Wurzelgemüse zur Verfügung.

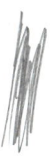

Vitamine oder Energie?

Ein Mangel an Vitaminen entsteht hierzulande nicht dadurch, dass zu wenig zugeführt werden, denn sie sind fast jeder industriell gefertigten Nahrung beigemengt, sogar den stark gezuckerten Frühstückscerealien* oder Bonbons. Im Verständnis der Chinesischen Medizin ist es nicht in erster Linie wichtig, was im Essen enthalten ist, sondern ob unser Körper auch in der Lage ist, es zu verwerten. Die vitaminreichste Nahrung nützt nur dann, wenn sie verwertet werden kann. Ist der Stoffwechsel zu schwach, werden die kostbaren Inhaltsstoffe unverdaut wieder ausgeschieden. Es geht also darum, die »Mitte« so weit zu stärken, dass sie Nahrung umwandeln und Nährstoffe aufnehmen kann. Vitamine, die im Westen eine große Rolle spielen, werden dabei nicht berücksichtigt, denn sie geben keine Auskunft über die Gesamtwirkung der Speise.

> Es geht darum, die »Mitte« so weit zu stärken, dass sie Nahrung umwandeln und Nährstoffe aufnehmen kann.

Einer warmen, gut verträglichen Mahlzeit kann der Körper viel mehr kostbare Bestandteile entziehen als einem kalten Salat. Die wegen ihrer Inhaltsstoffe in Mode gekommenen Smoothies aus Salat und Früchten sind für viele Menschen schwer verdaulich. Das gilt auch für das morgendliche »gesunde« Müsli aus ungegarten Getreideflocken mit Milch oder Joghurt.

Die Zufuhr von Nahrungsmitteln allein wegen einzelner Bestandteile oder eine unbedachte Einnahme von Vitaminen hat oft nicht nur keinen Erfolg, sondern kann sich sogar negativ auf die Gesundheit auswirken. Das bei Erkältungskrankheiten hochgelobte Vitamin C in Südfrüchten kühlt den Körper stark ab und macht ihn dadurch eher anfällig gegenüber grippa-

> Das bei Erkältungskrankheiten hochgelobte Vitamin C in Südfrüchten kühlt den Körper stark ab.

---

* Norwegen hat schon Anfang 2000 die Einfuhr von »Kellog´s Cornflakes« verboten. Der Gehalt an künstlich zugeführten Vitaminen und Eisen wird hier als gesundheitsgefährdend eingestuft.

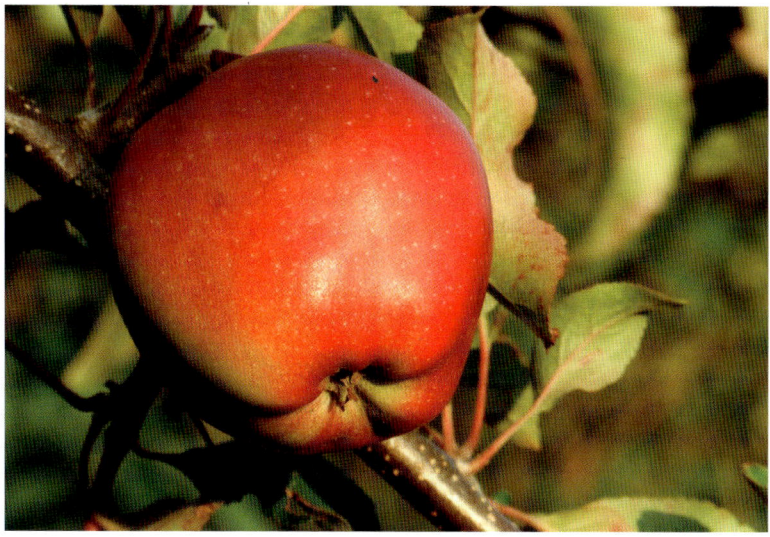

len Infekten. Dabei würde uns der gesunde Menschenverstand schon das Richtige wählen und an einem kühlen und feuchten Herbsttag lieber zu einem heißen Ingwertee als zu einem frisch gepressten Orangensaft greifen lassen. Der befürchtete Verlust von Vitaminen in gekochten Speisen kann durch frische Kräuter und kleine, milchsauer vergorene Beilagen ganz leicht ausgeglichen werden. Petersilie enthält beispielsweise mehr Vitamin C als eine Zitrone, wirkt aber wärmend auf den Körper.

Trinken

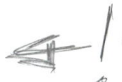

Auch kalte Getränke haben eine nachteilige Wirkung auf die Verdauung. Diätexperten sprechen häufig die Empfehlung aus, zwei Liter Flüssigkeit am Tag zu trinken, was vielfach durch kaltes Mineralwasser gedeckt wird, das jedoch stark abkühlend wirkt und das Verdauungsfeuer löscht. Trinke insbesondere unmittelbar vor oder während des Essens nichts Kaltes, sonst ist der Magen erst einmal damit beschäftigt, die Flüssigkeit zu erwärmen, und er kann nicht gleich mit der Verdauung beginnen. Außerdem werden dadurch die Verdauungssäfte »verwässert«. Trinke temperierte oder warme Getränke am besten zwischen den Mahlzeiten.

Die für uns richtige Trinkmenge können wir an unserem Urin erkennen. Er sollte hellgelb, klar und geruchlos sein. Ein dunkelgelber Harn zeigt uns, dass wir zu wenig getrunken haben; ist er hell wie Wasser und fließt reichlich, war es zu viel und vor allem zu kalt. Besonders Menschen, die leicht frieren, sollten nicht übermäßig und vor allem nichts Kaltes trinken, da durch die Urinausscheidung Wärme ausgeleitet wird. Auch diejenigen, die sich hauptsächlich von Obst und Gemüse ernähren, brauchen weniger Flüssigkeitszufuhr. Wer hingegen viel Fleisch isst, muss mehr trinken, damit die tierischen Produkte nicht zu vermehrter Hitze führen und Ablagerungen im Körper verursachen.

Einige Minuten lang gekochtes Wasser regt den Stoffwechsel und die Verdauung an, und schwemmt Schlacken aus. Heißes Wasser ist für jede Konstitution geeignet. Am besten ist es, immer eine Thermoskanne davon griffbereit in der Nähe zu haben. An kalten Tagen oder wenn du eine kalte Nasenspitze hast, kannst du das Wasser mit ein paar Scheiben Ingwer aufbrühen.

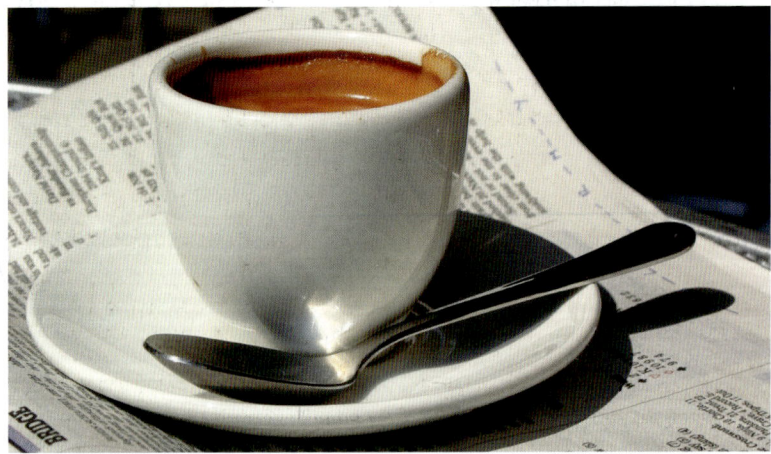

Kaffee und Tee

Kaffee ist das beliebteste Getränk der Deutschen. Doch dieses wunderbar duftende Gebräu hat eine spezifische Wirkung und sollte daher nicht kannenweise getrunken werden. Auf die Menge kommt es an. Kaffee, genauso wie schwarzer und grüner Tee, sind nicht als Durstlöscher geeignet, sondern etwas für den besonderen Genuss. Bisweilen kann schwarzer Kaffee als therapeutisches Mittel dienen: er regt Herz und Kreislauf an, belebt den Geist, macht wach und munter und hat einen verdauungsfördernden Effekt – die Darmpassage wird beschleunigt. Die geistige Anregung durch Kaffee oder Tee hält jedoch nur für kurze Zeit an.

Übermäßiger Kaffeekonsum wirkt ausleitend und trocknet langfristig die kostbaren Körperflüssigkeiten[*] aus. Durch seine abkühlende Wirkung, insbesondere auf die Nieren, ist Kaffee nichts für Menschen, die immer eisige Füße haben. Kaffee gilt als »Magnesiumräuber« und erhöht bei reichlichem Genuss das Osteoporoserisiko. Darüber hinaus hemmen Kaffee und schwarzer Tee die Eisenaufnahme aus der Nahrung.

> Durch seine abkühlende Wirkung ist Kaffee nichts für Menschen, die immer kalte Füße haben.

Besonders ungeeignet ist der gefilterte oder mit Pads zubereitete Kaffee, der oft säuerlich schmeckt und bisweilen die Magenschleimhäute angreift. Die beste Zubereitung ist, ihn längere Zeit zu kochen, so wie in Griechenland oder in der Türkei üblich, und dem Kaffeepulver zehn Prozent Kardamom und eine Prise

---

[*] Ein Defizit an kostbaren Körperflüssigkeiten zeigt sich im Verständnis der Chinesischen Medizin in folgenden Symptomen: Trockenheit von Augen, Haut und Schleimhäuten, Lichtempfindlichkeit, brüchigen Nägeln sowie Unruhe, Herzklopfen, Konzentrations- und Schlafstörungen. Sollten ein oder mehrere dieser Symptome bei dir häufiger auftreten, ist es empfehlenswert den Kaffeekonsum zu reduzieren beziehungsweise darauf zu verzichten.

Zimt hinzuzufügen. Diese wärmenden Gewürze gleichen die Kälte des Kaffees aus. Kardamom neutralisiert zudem die schädlichen Nebenwirkungen des Koffeins.

Auch dem ebenfalls bitter-ausleitenden und abkühlend wirkenden Schwarztee kann man Kardamom beimengen. Grüner Tee ist thermisch betrachtet noch kälter und kann zum Ausgleich mit einer gleich großen Menge Fenchel aufgebrüht werden.

Wie alle Speisen und Getränke haben auch Kräutertees immer einen Effekt: manche wirken abkühlend, manche erwärmend oder neutral, andere sind ausleitend, blutreinigend, verdauungsanregend oder beruhigend. Nach guter Kenntnis der Wirkung oder therapeutischer Empfehlung ausgewählt, können sie im Körper ihre Heilwirkung entfalten und einen Ausgleich herstellen. Werden Kräutertees jedoch ohne Wissen um ihre Wirksamkeit gewohnheitsmäßig getrunken, können sie eher Schaden anrichten als nützen, denn kein Tee ist als dauerhaftes Getränk geeignet, es sei denn, er ist genau der richtige, um uns auszubalancieren.

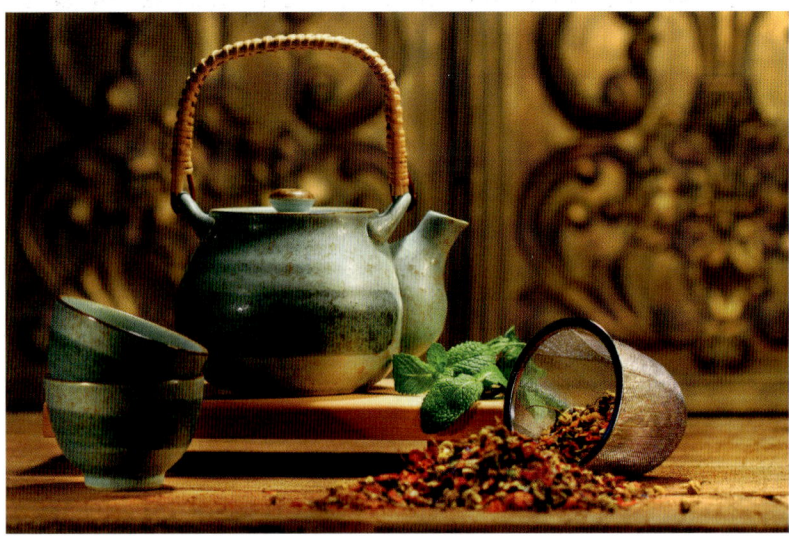

Frühstücke wie ein König ...

Das alte deutsche Sprichwort »Frühstücke wie ein König, speise mittags wie ein Bürger und abends wie ein Bettelmann« gilt auch in der Chinesischen Medizin. Seine Relevanz wird durch die »Organuhr« bestätigt. Laut dieser »Uhr« hat der Magen seine beste Zeit zwischen 7 und 9 Uhr morgens. Dann ist er in Höchstform. Seine Aufnahmekapazität und Aufschlüsslungsleistung sind jetzt am größten. Daher ist es ideal, in dieser Zeit »wie ein König« zu frühstücken. Andererseits steht ihm zwischen 19 und 21 Uhr die wenigste Energie zur Verfügung. Abends sollte dementsprechend nur eine kleine, leichte Mahlzeit eingenommen werden, ein Abendessen »wie für einen Bettelmann«.

> Laut der Organuhr hat der Magen seine beste Zeit zwischen 7 und 9 Uhr morgens. Dann ist er in Höchstform. Seine Aufnahmekapazität und Aufschlüsslungsleistung sind jetzt am größten.

Ein warmes, gekochtes Frühstück gibt uns die Kraft für einen guten Start in den Tag. Morgens ist die beste Gelegenheit für eine Ernährungsumstellung. Um uns in der Früh eine warme, sättigende Mahlzeit zuzubereiten, bedarf es nicht viel Zeit. Es ist kein großer Aufwand, Getreideflocken mit Wasser oder einer Getreidemilch für einen Frühstücksbrei aufzusetzen oder eine herzhafte Speise vom Vortag zu erwärmen. Grundsätzlich sind Getreideprodukte in Form von Brei, Porridge, Pfannkuchen oder Aufläufen bestens für das Frühstück geeignet, denn sie liefern viel Energie und können in dieser Zeit entsprechend verarbeitet werden.

Wer hingegen morgens gar nichts isst, vielleicht weil er abends zu viel gespeist hat oder meint, durch das Weglassen des Frühstücks abnehmen zu können, muss schon gleich zu Tagesbeginn seine Energiereserven beanspruchen. Der Treibstoff

Organuhr

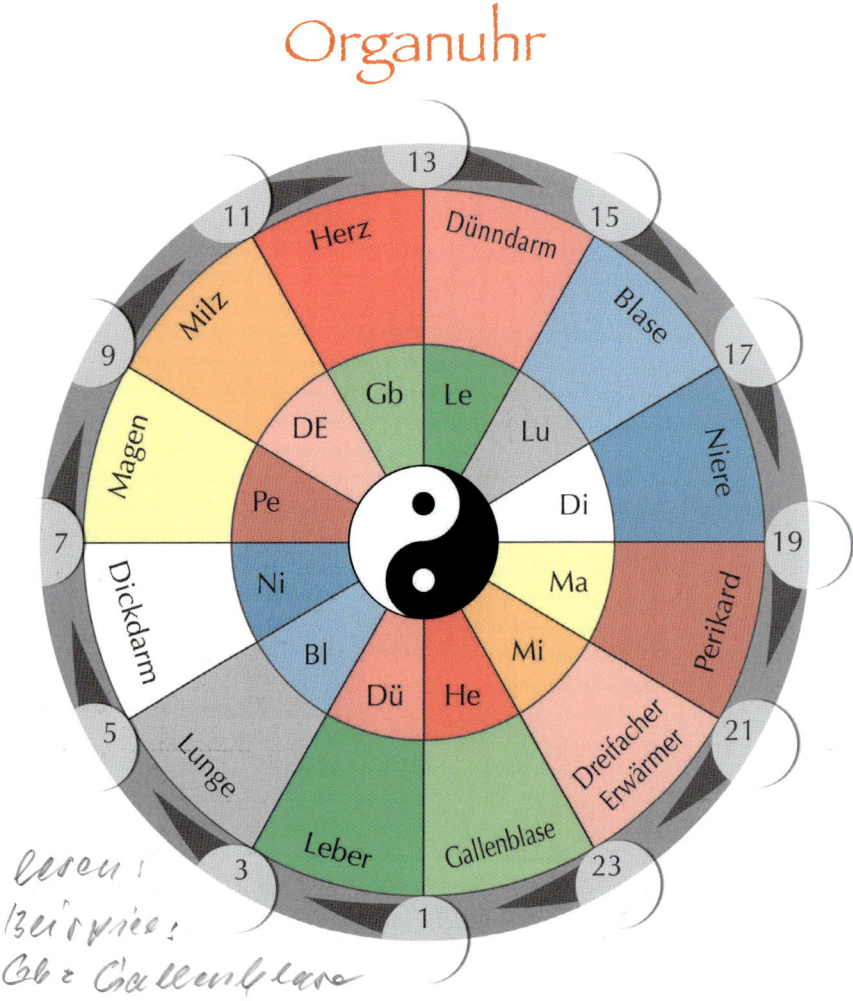

leren:
Beispiel:
Gb = Gallenblase

Die Organuhr zeigt den Zeitraum an, in dem einem Organ die meiste Energie zur Verfügung steht. Im Verlauf von 24 Stunden gibt es für jedes der zwölf Organe eine zweistündige energetische Hochphase. Zwölf Stunden später hat es die geringste Energie. In ihrer Hauptaktivitätsphase können die Organe ihre Aufgaben optimal erfüllen, in ihrer schwächsten Zeit fehlt ihnen die nötige Kraft dafür. Die Organuhrzeiten können erklären, warum wir uns zu bestimmten Zeiten des Tages besonders energiegeladen und wach oder aber schwach und müde fühlen. Bei einem energetischen Ungleichgewicht eines Organs kehren bestimmte Symptome immer zur gleichen Zeit wieder. Das Schaubild zeigt im äußeren Kreis die Maximalzeiten, im inneren Kreis die Minimalzeiten eines Organs an.

fehlt, auch für den Denkapparat. Das ist besonders fatal bei Kindern, wenn sie sich ohne Frühstück hungrig und verschlafen auf den Schulweg machen. Heutzutage bekommt etwa ein Drittel der Kinder und Jugendlichen zuhause kein Frühstück, Tendenz steigend. Mit einem knurrenden Magen kann man aber nicht lernen. Anstatt im Unterricht aufmerksam dabei zu sein, sehen die Kinder schon in der ersten Schulstunde so aus, als gehörten sie wieder ins Bett.

Die Hauptmahlzeiten des Tages

Soweit es dir möglich ist, beschränke dich auf drei Mahlzeiten am Tag. Durch die dazwischen liegenden Esspausen von vier bis fünf Stunden ist der Magen wieder leer, bevor das nächste Essen nachkommt. Zum Frühstück und Mittagsessen esse gut und genug, auch wenn du abnehmen möchtest. Diese beiden Hauptmahlzeiten geben dem Körper die Energie für den Tag. Das nicht zu späte Abendessen sollte leicht sein. Eine warme Suppe mit wenig Kohlenhydraten ist hier am besten geeignet. Danach esse nichts mehr, sodass die nächtliche »Fastenzeit« mindestens zwölf Stunden beträgt. In dieser Ruhephase können sich die Verdauungsorgane ausruhen und der Geist kann sich entspannen. Wenn du am nächsten Morgen aufwachst, wirst du dich schon auf ein üppiges Frühstück, das Fastenbrechen, »Break-fast«, freuen.

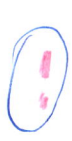

> Soweit es dir möglich ist, beschränke dich auf drei Mahlzeiten am Tag.

Zudem wird die nächtliche Ausschüttung des Wachstumshormons HGH (Human Growth Hormon) gefördert, wenn wir nach 18 Uhr nichts mehr zu uns nehmen. HGH unterstützt bei Kindern das körperliche Wachstum, bei Erwachsenen leitet es Regenerations- und Reparaturprozesse ein.

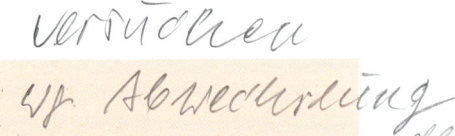

versuchen

zur Abwechslung des Getreides

Frühstücksbrei mit Hirse*

Zutaten: 2 Tassen Hirse, 5 Tassen Wasser (oder Hafer-, Mandel-, Reisdrink), Kardamom, Zimt, Vanille, Kakao, 1 Prise Salz, wahlweise: Apfelmus oder anderes Kompott, Kerne, Nüsse, Mandelmus, Ahornsirup, Reismalz, frisches Obst, 1 kleines Stück geschnittener Ingwer; Kokosöl

Die Hirse zusammen mit dem Wasser, den Gewürzen und 1 Prise Salz auf kleiner Flamme kochen, bis die Flüssigkeit vollständig aufgesogen ist. Eine Portion davon mit den anderen Zutaten oder was sonst gefällt, genießen.

Den Rest am nächten Tag mit Kokosöl aufbraten.

*   Rezept von Agni Petra Lieske

Diese Einteilung der Mahlzeiten bedeutet oft eine große Umstellung. Für viele Menschen ist ein umfangreiches Abendessen die Belohnung für einen stressigen Arbeitstag, Und wer abends üppig speist – vielleicht gibt es zu allem Überfluss noch einen Snack vor dem Fernseher – wird morgens keinen Hunger verspüren.

Der Wunsch abzunehmen lässt viele Menschen auf das Frühstück verzichten, und auch mittags gibt es häufig nicht viel. Abends ist der Hunger schließlich so groß, dass größere Portionen verzehrt werden. Dieses späte Essen führt langfristig zu einer Nahrungsstagnation, das heißt, der Speisebrei bleibt zu lange im Verdauungstrakt liegen. Im Darm kommt es zu Gärungsprozessen. Das verursacht Völlegefühl, Blähungen, schlechten Mundgeruch am nächsten Morgen. Weitere Folgen von regelmäßigen üppigen Spätmahlzeiten können Gewichtsprobleme und Schlafstörungen sein. Wer auf eine Mahlzeit verzichten möchte, sollte das Abendessen ausfallen lassen und nicht das Frühstück.

Unser Körper liebt Regelmäßigkeit. Wenn er sich auf dich verlassen kann und zu bestimmten Zeiten etwas zu essen bekommt, muss er nicht sicherheitshalber etwas einlagern. Der Verdauungstrakt gewöhnt sich an diesen Rhythmus. Viele Menschen planen jedoch keine festen Mahlzeiten in ihren Tagesablauf ein. Sie hören nicht auf ihren knurrenden Magen, oder sie naschen alle zwei Stunden eine Kleinigkeit, um den größten Hunger zu stillen. Wird die Verdauung aber durch solche Häppchen zwischendurch immer wieder unterbrochen, kann die Nahrung nicht optimal verarbeitet werden. Sind die Abstände zwischen den Mahlzeiten jedoch zu lang, sinkt der Energielevel.

> Spätes Essen ist eine wesentliche Ursache von Völlegefühl, Blähungen, schlechtem Mundgeruch, Gewichtsproblemen und oft auch von Schlafstörungen.

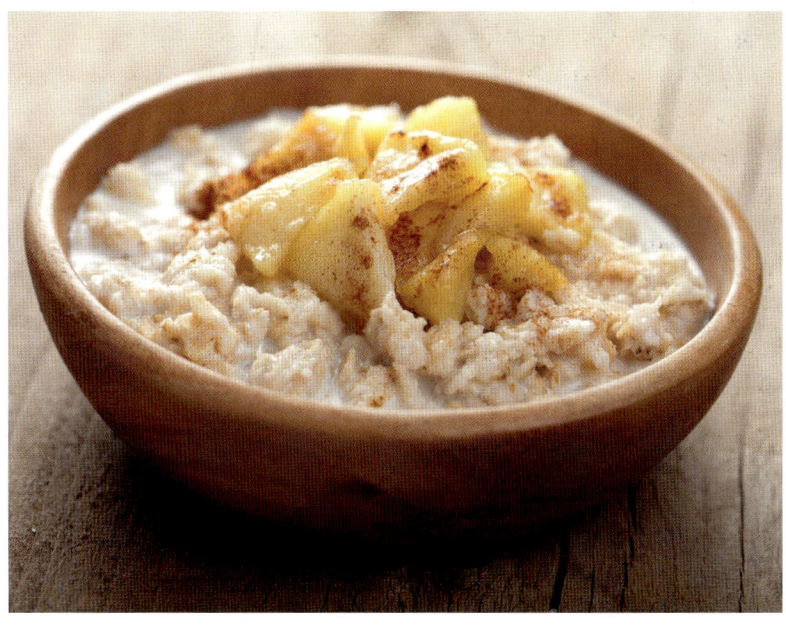

Iss, was dir bekommt

Viele Menschen sind heutzutage ernsthaft bemüht, sich gesundheitsbewusst zu ernähren, doch sie werden nicht unbedingt gesünder dadurch. Sie vertrauen eher auf die Meinung von Experten als dem eigenen Körperempfinden. Ihr feines Gespür für die ganz persönliche richtige Ernährung wird durch die Fülle von Informationen zu diesem Thema überdeckt.

> Das Wohlgefühl oder aber die Beschwerden nach einer Mahlzeit zeigen uns an, was unser Körper verdauen kann, was uns nährt oder belastet.

Die wissenschaftlichen Erkenntnisse über eine gesunde Ernährung wechseln heutzutage schneller als die Mode und sind oft verwirrend und widersprüchlich. Je nach aktuellem Trend werden Fette, Eiweiße oder Kohlenhydrate verdammt. Das mag für manche Menschen zum richtigen Zeitpunkt funktioniert haben. Doch jede übertriebene und einseitige Ernährungsweise bringt uns aus dem Gleichgewicht. Zudem muss die individuelle Konstitution berücksichtigt werden, denn es gibt nicht *die* gesunde Ernährung, die für jeden passt. Wir sind alle sehr verschieden, haben unterschiedliche Stärken und Schwächen. Wir leben in verschiedenen Klimazonen und befinden uns in unterschiedlichen Entwicklungs- und Altersstufen. Daher brauchen wir eine individuell auf uns abgestimmte Ernährung.

Entscheidend ist immer die fühlbare Wirkung einer Speise. Dein persönliches Befinden, deine eigene Erfahrung sind der wichtigste Indikator für ihre Bekömmlichkeit. Daher achte nach jeder Mahlzeit darauf, wie es dir geht. Fühlst du dich unbelastet und vital, oder bist du hinterher müde, unkonzentriert oder gar wie erschlagen? Kann dein Körper die aufgenommene Nahrung gut verdauen oder hast du danach Blähungen oder ein Völlege-fühl? Wie ist dein Temperaturempfinden nach dem Essen? Ist dir angenehm warm, schwitzt du oder frierst du? Das Wohlgefühl oder aber die Beschwerden nach einer Mahlzeit zeigen dir an, was dein Körper verdauen kann, was dich nährt oder belastet.

Du isst, was du bist

Einen natürlichen Instinkt, der uns zu genau den Speisen führt, die uns guttun, haben wir in der Regel nicht. Wenn wir ihn hätten, wären wir alle kerngesund und voller Energie. Das Gegenteil ist der Fall: vielfach essen wir genau das, was unser Ungleichgewicht erhält oder ver-stärkt. Wenn wir den Kontakt zu unserem Bauchgefühl verloren haben, werden wir bei der Auswahl der Lebensmittel nicht von unserem Körperbewusstsein, son-dern von unseren gewohnheitsmäßigen Gelüsten geleitet. Das, was wir gerne es-sen, hat weniger mit unserer Intuition als mit unseren Konditionierungen zu tun. Ganz nach dem Gesetz der Resonanz wählen wir die Speisen aus, die unseren inneren Zustand widerspiegeln. Wir grei-fen oft suchtartig zu den Nahrungsmit-teln, die unseren Schwächen entsprechen und dadurch unsere Beschwerden verschlimmern.

> Ganz nach dem Gesetz der Resonanz wählen wir die Speisen aus, die unseren inneren Zustand widerspigeln. Wir greifen oft suchtartig zu den Nahrungsmitteln, die unseren Schwächen ent-sprechen und dadurch unsere Beschwerden ver-schlimmern.

Am deutlichsten zeigt sich das, wenn wir bei der Auswahl un-serer Nahrungsmittel ihre thermische Wirkung betrachten. Men-schen mit viel innerer Hitze, die leicht schwitzen, sich schnell aufregen und einen hochroten Kopf haben, bevorzugen Fleisch-gerichte, Zwiebeln und Knoblauch, lieben Rotwein und trinken

Thermische Wirkung der Nahrungsmittel

	heiß	warm	neutral	kühl	kalt
Getreide Hülsenfrüchte		Amaranth Buchweizen Grünkern Hafer Quinoa Süßreis	Erbse Hirse Kichererbse Linse Mais Rundkornreis Stangenbohne	Adukibohne Dinkel Gerste Langkornreis Roggen Sojabohne, Tofu Weizen	Mungbohne
Gemüse Salat		Bärlauch Fenchel Frühlingszwiebeln Grünkohl Kürbis Lauch Meerrettich Möhre Rettich, schwarz Rosenkohl Süßkartoffel Topinambur Zwiebel	Alfalfa Avocado Buschbohne Erbse Kartoffel Kohlrabi Pastinake Rotkohl Sauerkraut Shiitakepilz Stangenbohne Steckrübe Weißkohl Wirsing	Aubergine Blumenkohl Broccoli Feldsalat Mangold Paprika Pilz Radieschen Rettich, weiß Rucola Sellerie Spargel Spinat Zucchini	alle Algen Bambussprosse Chicorée Eisbergsalat Endivien Gurke grüner Salat Radicchio Tomate
Obst		Aprikose Korinthe Longanfrucht Lychee Pfirsich Rosine Weintraube, rot	Ananas Dattel Feige Pflaume Weintraube, gelb	Apfel alle Beeren Birne Orange Pampelmuse Quitte Sanddorn Sauerkirsche	Banane Kiwi Mango Rhabarber Wassermelone Zitrone
Nüsse Samen		Kastanie Kürbiskern/Öl Pinienkern Pistazie	Erdnuss Haselnuss Kokosnuss/Öl Mandel	Cashewnuss Leinsame/Öl Olive/Öl Sojaöl	

	Säuernd		Neutral		Basisch
Milchprodukte / Fleisch / Fisch	Fleisch, gebraten Gegrilltes Geräuchertes Hammel Lamm Schaf Ziege	Huhn Forelle Lachs Pute Schafskäse Thunfisch Ziegenkäse	Butter Ei Hering Karpfen Käse Kuhmilch Rind Sahne	Dickmilch Frischkäse Joghurt Kefir Mozzarella Quark saure Sahne	Auster Kaviar Krebs Tintenfisch
Gewürze / Kräuter / Süßungsmittel	Bockshornklee Cayennepfeffer Chili Curry Ingwer, getrocknet Knoblauch Muskatnuss Nelke Pfeffer Piment Sternanis Tabasco Zimt	Basilikum Bohnenkraut Beifuß Dill Fenchel Ingwer, frisch Kakao Kardamom Koriander Kümmel Kurkuma Lorbeerblatt Majoran Oregano Petersilie Rosenpaprika Rosmarin Schnittlauch Thymian Vanille	Honig Malz Marzipan Melasse Rohrzucker Safran Süßholz Zucker	Ahornsirup Miso Kerbel Kuzu Reismalz	Salz Shoyu Sojasauce Tamari Umeboshi-Paste
Getränke	Alkohol, hochprozentig Cognac Glühwein Schnaps Whisky Wodka Yogitee	Fencheltee Haferdrink Ingwertee Kakaodrink Kirschsaft, süß Likör Rotwein Sake Traubensaft, rot	Kokosmilch Malzbier Reisdrink Saftschorle, heiß Wasser, heiß	Bier Fruchtsaft/Früchtetee Gemüsesaft Getreidekaffee Kaffee Kamillentee Pfefferminztee Sekt Sojadrink Weißwein	Brennnesseltee Frauenmantel Grüntee Löwenzahntee Mineralwasser Quellwasser Schwarztee

nach dem Essen gerne ein Schnäpschen – all das heizt den Körper zusätzlich auf.

Andere, die leicht frieren, zu kalten Händen und Füßen und niedrigem Blutdruck neigen und über wenig Energie verfügen, haben oft Joghurt, Rohkost und Grüntee auf ihrem Speiseplan, was den Körper noch mehr abkühlt. Frauen haben normalerweise weniger Wärmeenergie als Männer, und doch sind es meist Frauen, die in Restaurants einen Salat und Mineralwasser bestellen, während Männer mit einer hitzigen Persönlichkeit gern Gerichte auswählen, die auf der Speisekarte den Vermerk »Vorsicht scharf!« tragen.

> Wenn wir aufmerksam auf unseren Körper achtgeben, werden wir unsere eigene richtige Ernährung finden.

Folge deinem gesunden Menschenverstand: Wenn du häufig kalte Füße hast, leicht frierst und immer ein Kleidungsstück mehr als andere brauchst, oft müde und lustlos bist und es zudem draußen kalt ist, bevorzuge warme Speisen, möglichst lange gekocht, mit wärmenden Kräutern und Gewürzen. Als Getränk eignen sich heißes Ingwerwasser oder eine dampfende Brühe. Das wird in dir nicht nur ein wohliges Wärmegefühl erzeugen, sondern zugleich deine Stimmung, den Antrieb und die Zuversicht verbessern.

Bist du eher ein hitziger Typ, der leicht schwitzt, eine innere Unruhe, oft auch Gereiztheit verspürt und unter Schlafstörungen leidet, brauchst du erfrischende Zutaten, die nur kurz und mit viel Flüssigkeit gekocht werden, insbesondere im Sommer.

Achte auf dein Bauchgefühl

Wenn wir aufmerksam auf unseren Körper achtgeben, werden wir unsere eigene richtige Ernährung finden. Das mag uns leichter fallen, wenn wir uns zunächst einmal von Altlasten trennen und den Körper entschlacken (siehe Seite 56). Danach werden wir eher unsere wahren Bedürfnisse wahrnehmen und ein Gespür dafür bekommen, was uns guttut und was uns nicht bekommt. All das Wissen über eine gesunde Ernährung können wir dann mit unseren Erfahrungen und dem eigenen Befinden abgleichen. Das kann eine nachhaltige Veränderung bewirken, denn es richtet den Fokus von »Das ist gesund!« auf »Das tut mir gut!«.

Je natürlicher ein Lebensmittel ist, desto leichter wird es unserem Körper fallen, sich darauf einzustimmen. Achte daher auf Qualität und verwende frische Zutaten, am besten regional, saisonal und bio. Unter der Sonne gereifte, naturbelassene Lebensmittel haben wesentlich mehr Energie als mit künstlichem Licht bestrahltes und mit chemisch-synthetischen Düngemitteln gezogenes Gewächshausgemüse. Das gleiche gilt für Erzeugnisse aus konventioneller Landwirtschaft, die mit Pestiziden behandelt worden sind.

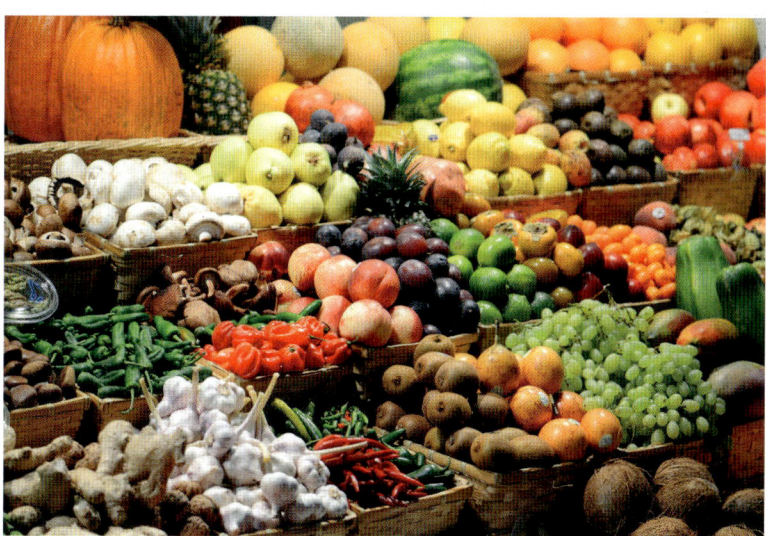

Reduziere und vermeide

Ein Sichhinwenden zu einer gesünderen Ernährung beginnt mit dem Einschränken oder Weglassen von bestimmten Nahrungsmitteln, die die Gesundheit negativ beeinflussen. Alles was wir zu uns nehmen, muss unser Körper verarbeiten. Das Unverwertbare muss er wieder loswerden. Aus der Nahrung gewinnen wir Energie, aber wir brauchen auch Kraft für ihre Aufspaltung und Umwandlung. Industrie-Essen hat eine schlechte Energiebilanz: Der Prozess des Verdauens verbraucht mehr Qi, als er erschafft. Daher machen solche saft- und kraftlosen Mahlzeiten meist schlapp und müde. Das Hungergefühl ist zwar vorübergehend verschwunden, aber der Bauch ist einfach nur voll und gebläht. Mit einem wohligen Sättigungsgefühl hat das nichts zu tun. Der Körper wird mit »toter« Nahrung überschwemmt, der die essenziellen Bestandteile fehlen.

> Die meisten industriell verarbeiteten Nahrungsmittel haben eine schlechte Energiebilanz: Der Prozess des Verdauens verbraucht mehr Qi als er erschafft.

Industriell verarbeitete Nahrungsmittel sind inzwischen die Hauptnahrungsquelle der Deutschen. An jedem Fertigprodukt sind Food-Designer, Chemiker und Technologen beteiligt, die dafür sorgen, dass den Geschmacksnerven der Eindruck einer echten Mahlzeit vermittelt wird. Schon viele Säuglinge erhalten ein aus Milchpulver hergestelltes Instant-Produkt. In Kindergärten und Schulen, in Restaurants, Kantinen und auch in Altersheimen werden vorzugsweise komplette Schnellgerichte verwendet. Oft besteht ein Mittagessen aus Tiefkühlkost, die in einer Mikrowelle zubereitet wird, aus Burgern, Pommes oder aus belegten Broten aus einer der unzähligen »Backfactories«. In jungen Jahren können wir all das noch verdauen. Doch spätestens ab dem 40. Lebensjahr ist vieles davon für uns unbekömmlich und liegt uns schwer im Magen.

Industrienahrung macht krank

Die Folgen der jahrzehntelangen Industrienahrung sind bereits im Erbgut verankert. Sie werden von Generation zu Generation weitergegeben. Das erkennt man nicht nur an einer schwachen Verdauung, sondern auch an der massiven Zunahme von Übergewicht und Allergien, dem niedrigen Energielevel und der allgemeinen Lustlosigkeit. Doch die schädlichen Auswirkungen dieser energielosen Nahrung reichen noch viel weiter: Sie »geht uns auf den Geist«! Die Entwicklung unserer Gehirnkapazität hat wesentlich mit der Ernährung zu tun. Mit einer zunehmenden Verschleimung

> Die Entwicklung unserer Gehirnkapazität hat wesentlich mit der Ernährung zu tun.

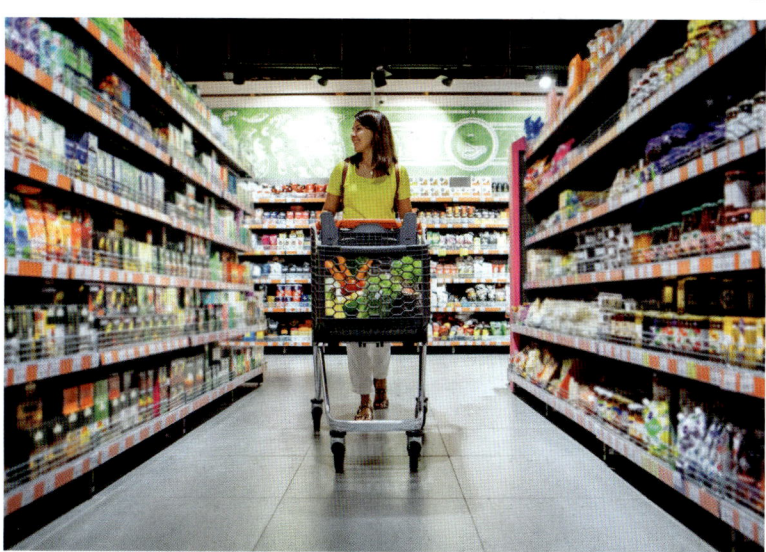

stumpfen die Nerven ab. Die Sensitivität verringert sich und die Bewusstheit sinkt. Das zeigt sich in fehlender geistiger Klarheit, einer herabgesetzten Konzentrationsfähigkeit und Vergesslichkeit. Alzheimer und Demenz werden durch minderwertige Nahrung deutlich verstärkt und breiten sich wie eine Epidemie aus.

Das sogenannte Junk-Food (»Müll«-Nahrung) kann sogar unser Verhalten beeinflussen und Hyperaktivität hervorrufen. Das hängt möglicherweise mit der großen Menge an Zusatzstoffen, Aromen und Geschmacksverstärkern zusammen. Auch die besorgniserregende Zunahme an autistischen Störungen, die Unfähigkeit, emotional zu kommunizieren, wird inzwischen mit der modernen Ernährung in Zusammenhang gebracht. Sogar Ängste und eine depressive Verstimmung, das »Freudemangelsyndrom«, werden durch sie begünstigt.

Mit zunehmender Verschleimung stumpfen die Nerven ab.

Psychische Störungen von Kindern nehmen in erschreckendem Maße zu. Sie sind vermehrt ängstlich, aggressiv, hyperaktiv oder niedergedrückt. Das moderne Essen schlägt ihnen aufs Gemüt. Viele wissenschaftliche Untersuchungen unterstützen die These, dass durch den Verzicht auf Milch, Zucker, Gluten und chemische Zusatzstoffe all diese psychischen Störungen positiv verändert werden können. Gutes Essen macht Kinder ausgeglichener und klüger.

Das Wesentliche fehlt

Die moderne Industrienahrung verdient nicht die Bezeichnung *Lebens*mittel. Im Gegenteil, sie kostet uns Lebensqualität und in vielen Fällen sogar Lebenszeit. In den meisten Fertigprodukten besteht ein Mangel an essenziellen Bestandteilen, dafür werden Chemikalien hinzugefügt. Der Hypothalamus, die Zentrale im

Gehirn, die darüber entscheidet, ob wir Hunger verspüren oder nicht, kann nach so einer Mahlzeit nicht die Nachricht übermitteln, dass wir mit dem Essen aufhören sollen, denn die notwendigen Inhaltsstoffe fehlen. Wir werden dazu angeregt, mehr zu essen. Der Magen ist zwar schon mit leeren Kalorien überfüllt, aber die Chipstüte kann noch geleert werden ...

In der modernen Lebensmittelproduktion gibt es nur zwei Maximen: die Erzeugnisse sollten billig und in Massen verfügbar sein. Doch durch den gesamten Prozess vom Anbau bis zum fertigen Produkt werden die Nahrungsmittel ihrer Vitalität beraubt. Es beginnt mit dem konventionellen Ackerbau, bei dem fragwürdige Unkrautvernichtungs- und Schädlingsbekämpfungsmittel zum Einsatz kommen. Um möglichst viel zu ernten, werden in der Landwirtschaft große Mengen von belastenden Düngemitteln versprüht, für billiges Fleisch müssen Tiere unendliches Leid ertragen. Wesentliche Nahrungsbestandteile wie beispielsweise Omega-3-Fette werden in der Produktion eliminiert, weil sie schnell verderben und das Produkt dadurch nicht lange haltbar wäre.

> In den meisten Fertigprodukten besteht ein Mangel an essenziellen Bestandteilen, dafür werden Chemikalien zugeführt.

Gemüse und Obst werden oft unreif geerntet oder gar bestrahlt, um sie länger haltbar zu machen. Sind sie dann zu Fertigprodukten verarbeitet, schmecken sie meist fade, ihr Eigengeschmack ist verloren gegangen. Um ihn zu ersetzen werden ihnen nicht nur Konservierungsmittel, sondern auch Geschmacksverstärker, Zucker oder verarbeitete Fette beigemengt, was zu einer Abstumpfung der Geschmacksempfindungen führt. Das gilt besonders für Light-Produkte, denen der natürliche Fettanteil entzogen wird.

Feuchtigkeit und Schleim

Die Folgen einer Qi-losen Ernährung werden in der Chinesischen Medizin als »Feuchtigkeit« oder in einem späteren Stadium als »Schleim« bezeichnet. Durch einen überhöhten Konsum von Brot, Zucker, Milchprodukten sowie von Tiefkühlkost und Essen aus der Mikrowelle entsteht ein zu feuchtes inneres Milieu, das Körper und Geist träge macht, so als seien unsere Glieder und Gedankenströme »verklebt«. Die vorherrschende Nässe verlangsamt den Verdauungsvorgang und den Fluss unserer Lebensenergie. All das gibt uns das Gefühl einer Schnecke: sehr langsam und voller Schleim. Das beste Mittel, um Feuchtigkeit aus dem Körper zu vertreiben, ist Wärme. Daher ist das Kochen von zentraler Bedeutung.

Symptome einer Ansammlung von Feuchtigkeit

- Müdigkeit nach dem Essen
- Trägheit, Antriebslosigkeit
- übelriechende Ausscheidungen, breiiger Stuhl
- geschwächte Abwehrkraft, laufende Nase, chronische Nebenhöhlenentzündung
- Konzentrationsschwäche, Aufmerksamkeitsdefizit
- Schwierigkeiten zu fokussieren, stattdessen eine Neigung zum Grübeln
- Kopfschmerzen
- verspannte Muskulatur, Schmerzen in den Gelenken
- Cellulite
- Pilzerkrankungen
- Übergewicht

Brot und Backwaren

Brot ist das Hauptnahrungsmittel der Deutschen, es hat heutzutage das Kochen massiv verdrängt. Allerdings sollte Brot nur gelegentlich verzehrt werden, denn es ist schwer verdaulich und gehört, wenn es reichlich konsumiert wird, zu den wesentlichen Verursachern von »Feuchtigkeit« und Übergewicht. Viele Menschen machen die Erfahrung, dass das gute Vollkornbrot, das sie in jungen Jahren noch problemlos vertragen haben, im fortgeschrittenen Alter zu Blähungen führt.

> Brot sollte nur gelegentlich verzehrt werden, denn es ist schwer verdaulich und gehört, wenn es reichlich konsumiert wird, zu den wesentlichen Verursachern von »Feuchtigkeit« und Übergewicht.

Wer Brot essen möchte, sollte es ein paar Tage liegen lassen und dann vor dem Verzehr toasten. Auch die Herstellung spielt für die Verträglichkeit eine große Rolle:

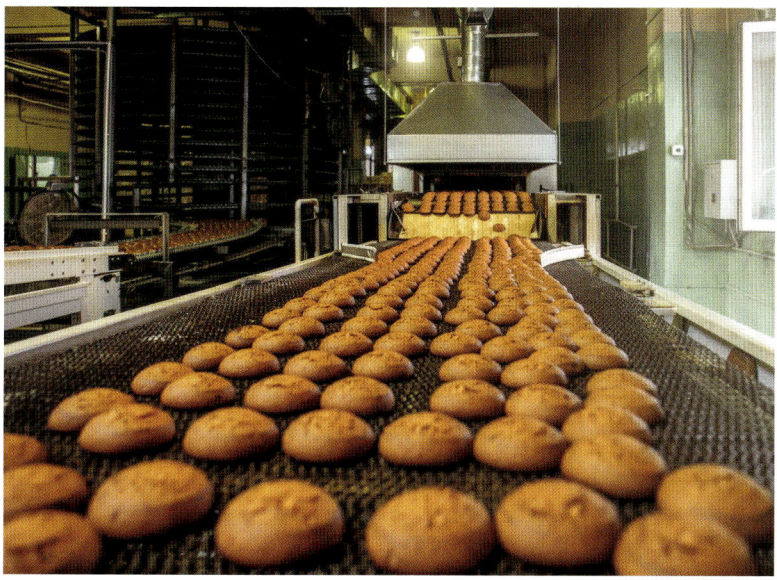

Brot aus frisch gemahlenem Korn, dessen Teig viel Zeit hatte aufzugehen, ist bekömmlicher als das aus dem schnell getriebenen Brotteig der Backshops.

Das normale Brot, das wir in Bäckereien oder Supermärkten kaufen, besteht aus fertigen Backmischungen, die wiederum fabrikmäßig hergestellt werden. Sie enthalten jede Menge künstliche Zusätze: manche dienen dazu, die eigentlich nötige mehrstündige Gärung zu ersetzen, andere machen den Teig maschinenfreundlich oder voluminös, mit wieder anderen wird die Porengröße gesteuert. Mit Lebensmittelfarbe wird ein Vollkornimage vorgetäuscht. In vielen Verkaufsständen für Backwaren werden Brezeln und Brötchen aus industriell vorgefertigten Tiefkühlteiglingen angeboten. Dadurch, dass sie frisch duften und warm sind, erwecken sie den Anschein, »selbstgebacken« zu sein. Doch in der Regel haben sie eine lange, gefrorene Reise aus Billiglohnländern hinter sich.

Zucker

Der Zuckerkonsum ist in der modernen Welt extrem hoch. Zucker kann leicht zu einer verführerischen Droge werden. Meist sind es psychologische Gründe, die uns zu Zucker greifen lassen, denn viele seelische Bedürfnisse werden – scheinbar – durch dieses Suchtmittel befriedigt: wir essen Süßes, um uns von den täglichen Herausforderungen und Problemen abzulenken oder um uns zu trösten, wenn unser Leben ansonsten nicht so erfüllend ist, um eine innere Leere zu füllen oder um unerwünschte Emotionen zu dämpfen. Süßigkeiten sind oft mit dem Gefühl verbunden, Liebe und Aufmerksamkeit zu bekommen. Kinder werden damit belohnt, wenn sie artig waren oder etwas Besonderes geleistet haben. Für viele Menschen ist Süßes der wichtigste Genuss im Leben und sie sind der Meinung: »Wenn ich auch noch darauf verzichten soll, bleibt mir gar nichts mehr!«

All das macht es so schwer, den Zuckerkonsum einzuschränken. Auch körperliche Gründe lassen uns zu Zucker greifen: wenn wir uns erschöpft und müde fühlen, geben Süßigkeiten einen kurzfristigen Energiekick. Eine halbe Stunde später sind wir jedoch noch müder als vorher, denn Zucker verursacht einen Zickzackkurs im Blutzuckerspiegel. Durch den schnellen Wechsel des Zuckerpegels von Hoch und Nieder brauchen wir bald den nächsten Riegel Schokolade. Das führt zum Verlust der Selbstkontrolle und zu Abhängigkeit.

> In fast allen Erzeugnissen der Lebensmittelindustrie ist Zucker enthalten: in Softdrinks wie Cola und Fanta, Fertiggerichten, Brotaufstrichen, Ketchup, sogar in Wurst.

Wir nehmen Zucker nicht nur in Form von Süßigkeiten auf. In fast allen Erzeugnissen der Lebensmittelindustrie ist er enthalten: in Softdrinks wie Cola oder Fanta, in Fertiggerichten,

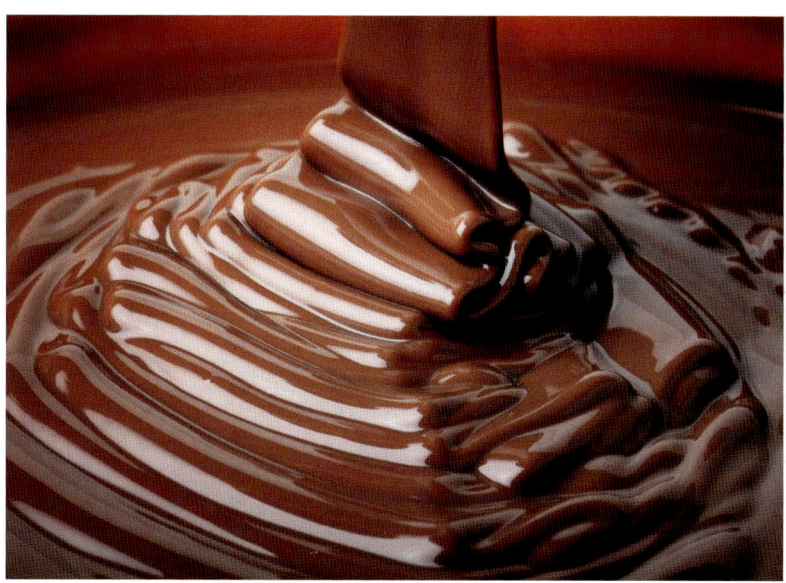

Brotaufstrichen, Ketchup, sogar in Wurst. Folgen eines regelmäßigen, erhöhten Zuckerkonsums sind nicht nur Karies, eine starke Übersäuerung des Körpers und Blutzuckerschwankungen. Er steht ebenso mit vielen schwerwiegenden Erkrankungen in Zusammenhang wie Diabetes mellitus Typ 2, Arteriosklerose oder Gicht. Auch Lernstörungen und Verhaltensauffälligkeiten wie Launenhaftigkeit und Hyperaktivität werden mit dem süßen Stoff in Verbindung gebracht. Sie verbessern sich, wenn der Zuckerkonsum reduziert wird.

Ein völliger Verzicht auf Zucker ist für die meisten Menschen schwer und oft quälend. Für eine sanfte Entwöhnung ist der erste Schritt, Süßes so bewusst wie möglich zu verzehren, als köstliche Leckerei, und nicht als kleinen Snack zwischendurch. Dann kannst du weißen Zucker allmählich durch süße Alternativen ersetzen. Ahornsirup, Agavendicksaft, Honig oder Melasse haben wertvollere Inhaltsstoffe als der raffinierte weiße Zucker. Langkettige Zuckermoleküle wie im Reismalz lassen den Insulinspiegel langsamer ansteigen. Selbst zubereitete Desserts, Gebäck und Kuchen mit diesen Süßungsmitteln sind den Fertigprodukten aus dem Supermarkt unbedingt vorzuziehen.

Milch und Milchprodukte

Heutzutage nimmt der Verzehr von Milch und Milchprodukten immer mehr zu. Milchpulver wird unzähligen Fertigprodukten zugegeben und Milcherzeugnisse wie Joghurt sind als schnelle Zwischenmahlzeit sehr beliebt. Doch Milchprodukte gehören zu den am meisten verschleimenden Speisen.

Milch ist aufgrund seines Eiweißanteils (Kasein) schwer verdaulich – das gilt nicht für Butter und Sahne, die kaum Eiweiß enthalten. Zudem tritt eine Unverträglichkeit von Milchzucker (Laktoseintoleranz) immer häufiger auf. Hinzu kommt, dass die künstliche Veränderung der Milch durch Homogenisieren, Pasteurisieren oder gar Ultrahocherhitzen sie schwer verdaulich macht. Dieses verarbeitete Getränk ist eine große Herausforderung für das Immunsystem und begünstigt die Entwicklung von Allergien, insbesondere wenn sie bereits an Säuglinge verabreicht wird. Für Babys ist die Muttermilch unbestritten das beste Nahrungsmittel.

> Verarbeitete Milch bedeutet eine große Herausforderung für das Immunsystem. Sie begünstigt die Entwicklung von Allergien.

Menschen mit einer schwachen Verdauung sollten Milchprodukte aus ihrem Ernährungsplan streichen. Durch den Verzicht stellt sich meist eine Verbesserung ein bei einer chronischen Verstopfung von Nase und Nebenhöhlen, bei Allergien, Heuschnupfen und rheumatischen Beschwerden. Auch andere Krankheiten, die bei einem erhöhten Milchkonsum vermehrt auftreten, werden durch Einschränkung oder gar Verzicht gelindert: Menstruationsbeschwerden und Urogenitalzysten, verursacht durch Schleim-

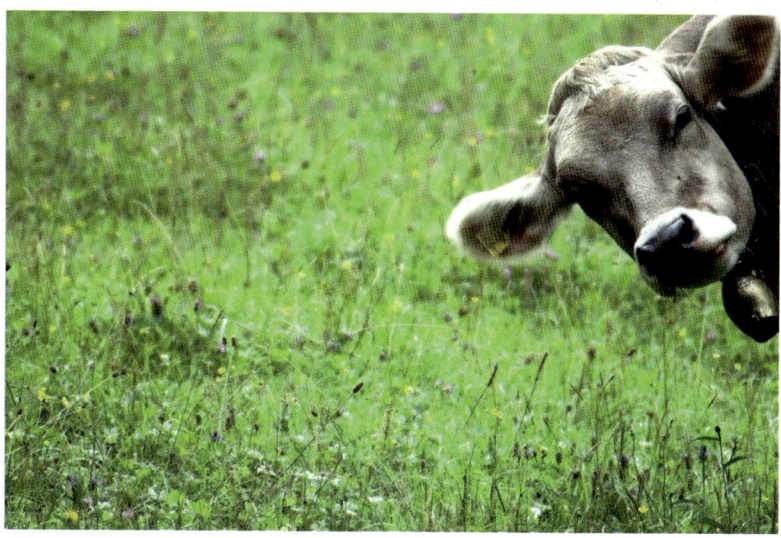

ansammlung, sowie Nierensteine durch Kalziumrückstände in den Nieren.

Kalzium ist der mengenmäßig wichtigste Mineralstoff im Körper. Er ist von besonderer Bedeutung für den Aufbau, den Erhalt und die Festigkeit von Knochen und Zähnen. Das Knochensystem ist der größte Kalziumspeicher im Körper.

Die hochgelobte Wirkung der Milch als wichtiger Kalziumlieferant ist jedoch umstritten. Diese irreführende Information erklärt sich dadurch, dass der Kalziumwert nur im Labor ermittelt wird. Bei genauerem Hinschauen würde man feststellen: Milch enthält zwar Kalzium, aber der Verzehr von Milch hindert den Körper an der Kalziumverwertung und erhöht die Rate, mit der das Kalzium aus dem Körper ausgeschieden wird. Das ist besonders bei Milch von Kühen aus konventioneller Tierhaltung der Fall. Um das in der Milch enthaltene Kalzium zu verwerten, braucht es die Vitamine D und K. Die Milch von Kühen, die auf einer Weide stehen und frisches Gras fressen, enthält diese Vitamine in höherem Maße als jene von Kühen, die ihr Leben in einem Stall zubringen und nur Gen-Soja in den Trog bekommen.

Darüber hinaus reagiert der Körper auf den Verzehr von Milchprodukten mit einer Übersäuerung. Um die Säure wieder zu neutralisieren, benötigt er Kalzium, das er den Mineraliendepots in den Knochen entzieht. All das kann zu Osteoporose führen. Statistisch gesehen haben die Länder mit dem höchsten Milchkonsum (USA und Skandinavien) auch die höchste Osteoporose-Rate der Welt.

Wesentlich mehr Kalzium als in Milch, und dazu in hervorragender Bioverfügbarkeit, ist in folgenden Lebensmitteln enthalten: in Mandeln, Haselnüssen, Sesam, Leinsamen, Mohn, Sonnenblumenkernen, Amaranth, Petersilie, Brennnesseln und vor allem in Meeresalgen. In kleineren Mengen kommt Kalzium in den meisten Getreide- und Gemüsesorten vor. Pflanzliche

Lebensmittel sind eine deutlich gesündere Kalziumquelle als Milch und enthalten ausreichende Mengen des Minerals. Die Verbindung von Getreide und vor allem grünem Gemüse in einer Mahlzeit ermöglicht eine sehr gute Aufnahme von Kalzium.

> Pflanzliche Lebensmittel sind eine deutlich gesündere Kalziumquelle als Milch und enthalten ausreichende Mengen des Minerals.

Ein weiterer Grund, den Milchkonsum einzuschränken, ist die Massentierhaltung: in der konventionellen Landwirtschaft bekommen die speziell gezüchteten Hochleistungskühe Wachstumshormone und wegen der häufig vorkommenden Euterentzündung regelmäßig Antibiotika. Ihr »Vitalkraftfutter« enthält oft sogar tierische Produkte, die für Kühe vollkommen unnatürlich sind.

Auch aus ethischen Gesichtspunkten empfiehlt es sich, auf Milchprodukte zu verzichten, denn um Milch zu erzeugen, müssen die Kühe jedes Jahr neue Kälber gebären, die dann aber gleich von ihren Müttern getrennt werden und Ersatznahrung bekommen. Viele Kälber und auch jene Kühe, die nicht mehr genug Milch geben, werden geschlachtet.

Wer trotzdem Milch genießen möchte oder Trockenheitssymptome hat und bei einer Verstopfung die Därme befeuchten will, kann sie in kleinen Mengen trinken. Die frisch gemolkene Rohmilch oder die noch auf dem Hof abgefüllte Vorzugsmilch sind für die meisten Menschen relativ gut verträglich. Gute, frische Milch erkennt man daran, dass sie nach ein paar Tagen sauer wird und nicht etwa fault.

> Ein weiterer Grund, den Milchkonsum einzuschränken, ist die Massentierhaltung.

Die Milch von Ziegen oder Schafen ist leichter verdaulich als die von der Kuh. Die hier enthaltene Variante des Kaseins ist für die Verdauung weniger problematisch.

Fleisch

Die Entscheidung, ob man sich vegetarisch oder vegan ernährt oder auch Fleisch und Fisch auf seinem Speiseplan hat, muss jeder für sich allein treffen. Dabei spielen ethische, ökologische und gesundheitliche Gesichtspunkte eine Rolle. Diejenigen, die auf Fleisch und tierische Produkte nicht verzichten möchten, sollten sie in Maßen verzehren, vielleicht ein- bis zweimal in der Woche als besonderen Genuss. Das ist weit weniger als hierzulande im Durchschnitt verspeist wird. Beim Fleischkauf sollte man unbedingt auf eine wesensgerechte Haltung der Tiere (zum Beispiel Demeter-Qualität) achten, um ihnen unnötiges Leiden zu ersparen. Von Fleisch aus konventioneller Tierhaltung ist grundsätzlich abzuraten, nicht nur aus ethischen Gründen, sondern weil es

> Schweinefleisch und Wurst gelten als bedeutende Auslöser einer allgemeinen Übersäuerung und Verschlackung und werden als mitverantwortlich für viele Krebsarten und Stoffwechselerkrankungen angesehen.

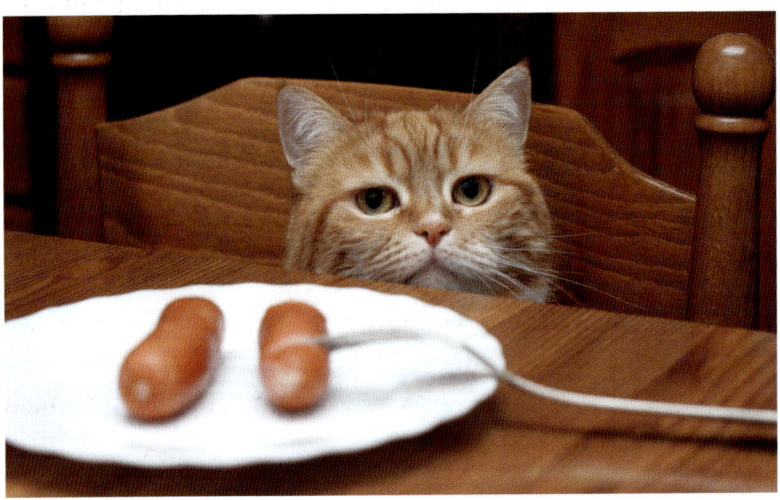

mit Fremdstoffen wie Antibiotika, Östrogenen oder auch Beruhigungsmitteln und Umweltgiften belastet ist.

Einen mäßigen, aber regelmäßigen Fleischkonsum empfiehlt die Chinesische Medizin Menschen, die wenig Energie haben, oder Frauen, die nach einer Geburt geschwächt sind. Als stunden- oder tagelang gekochte Suppe ist Fleisch am leichtesten verdaulich und dient als Stärkungsmittel. So eine Kraftbrühe, die auch Suppenknochen enthalten kann, nährt das Blut und wärmt von innen her, was besonders im Winter empfehlenswert ist. Um diese Wirkung mit einer vegetarischen oder veganen Ernährung zu erzielen, muss regelmäßig gekocht werden. Zudem ist es für Veganer wichtig darauf zu achten, genügend pflanzliches Eiweiß zu sich zu nehmen. Hierzu eignen sich Hülsenfrüchte wie Linsen, Kichererbsen und Bohnen, Tofu, Seitan, Süßlupinen oder Hanf.

Von einem übermäßigen Verzehr von tierischem Eiweiß und Fett ist jedoch abzuraten. Die im Fleisch enthaltenen gesättigten Fettsäuren führen zu Ablagerungen in den Gefäßen, wodurch das Risiko für einen Herzinfarkt erhöht wird. Vor allem Schweinefleisch und Wurst gelten als bedeutende Auslöser einer allgemeinen Übersäuerung und Verschlackung und werden als mitverantwortlich für viele Krebsarten und Stoffwechselerkrankungen angesehen. Durch die Ablagerungen von Harnsäure kommt es leichter zu Krankheiten wie Gicht, Rheuma und Arthritis.

Chemische Zusätze*

Fertiggerichte enthalten fast immer ein undefinierbares Sammelsurium an chemischen Zusatzstoffen, deren Langzeitwirkung bisher nur unzureichend untersucht wurde. Da ihre negativen Auswirkungen in der Regel sehr subtil sind und sich erst nach einem

---

* Ausführliche Informationen zu diesem Thema findest du in dem Buch »Die Ernährungslüge« von Hans-Ulrich Grimm (München 2011).

längeren Zeitraum zeigen, gelten sie aus der Sicht der Gesundheitsbehörden immer noch als unbedenklich. Normalerweise werden sie nur dahingehend abgeklopft, ob sie Krebs erzeugen oder nicht.

> Fertiggerichte enthalten fast immer ein undefinierbares Sammelsurium an chemischen Zusatzstoffen.

Aus der Fülle von chemischen Zusatzstoffen möchten wir hier zwei hervorheben, die besonders häufig verwendet werden: Glutamat und Aspartam. Der »Geschmacksverstärker« Glutamat ist der wichtigste Zusatz der industriellen Nahrungsmittelproduktion. Er gilt als »Quintessenz« der herzhaften Speisen. Glutamat ist in einigen Lebensmitteln ganz natürlich enthalten, besonders in Parmesankäse oder in Meeresalgen. Die Zufuhr von künstlichem Glutamat in Fertiggerichten und in Mahlzeiten, die in Kantinen und Restaurants aufgetischt werden, übersteigt diese Menge jedoch um ein Vielfaches. Auf den Verpackungen der Lebensmittelindustrie ist es aber oft nicht eindeutig deklariert.

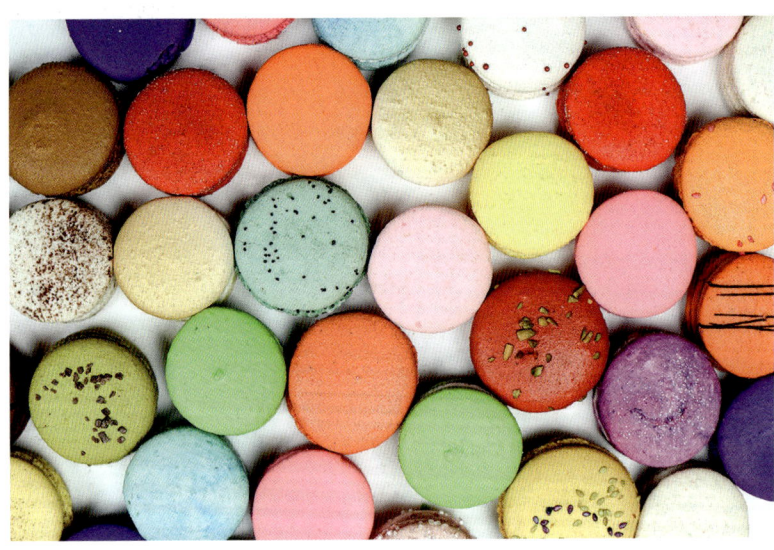

Inzwischen gibt es eine Fülle von Untersuchungen, die Glutamat als eine Ursache von Übergewicht betrachten. Mit Glutamat gewürzte Speisen geben den Anreiz, mehr zu essen als gut ist. Es erhöht schon die Essenslust bei Kleinkindern. Des Weiteren wird Glutamat mit Kopfschmerzen in Zusammenhang gebracht und mit der Entstehung von Alzheimer und Parkinson.

Auch Aspartam steht in Verdacht, die Gesundheit zu gefährden. Dieser in Lightprodukten wie Softdrinks, Desserts, Konfitüren, Kaugummis und in Vielem mehr enthaltene Süßstoff gilt bei regelmäßigem Verzehr als wesentlicher Mitverursacher von Lernstörungen, ADHS, Kopfschmerzen und Schlafproblemen. Verschiedene Studien stellen zudem eine Verbindung her zwischen dem häufigen Genuss von Aspartam und Krankheiten wie Alzheimer, Parkinson oder Multipler Sklerose.

Von chemischen Süßstoffen ist gänzlich abzuraten, weil sie den Körper irreführen. Sie signalisieren ihm durch ihren süßen Geschmack die Zufuhr von Zucker und fördern dadurch die Ausschüttung von Insulin, ohne dass der entsprechende Zucker im Blut vorhanden ist. Insulin im Blut macht jedoch hungrig! Tatsächlich werden Süßstoffe in der Schweinemast angewendet, um die Tiere zum Fressen anzuregen.

> Chemische Süßstoffe führen den Körper irre. Sie signalisieren ihm durch ihren süßen Geschmack die Zufuhr von Zucker und fördern dadurch die Ausschüttung von Insulin, ohne dass der entsprechende Zucker im Blut vorhanden ist. Insulin im Blut macht jedoch hungrig!

Tiefkühlkost und Mikrowelle

In den meisten Haushalten gibt es eine Tiefkühltruhe, und Mikrowellengeräte ersetzen mehr und mehr den einfachen Herd.

Doch die Nutzung dieser beiden Geräte hat weitreichende Folgen für die Gesundheit.

Durch das Einfrieren der Nahrung bleiben Eiweiße, Vitamine und Mineralien erhalten, doch der Qi-Anteil wird deutlich verringert. Der regelmäßige Verzehr von Tiefkühlkost verlangsamt die Darmperistaltik, verschlechtert die Resorptionsfähigkeit des Darms und liefert dem Körper kaum Energie. Auch nach dem anschließenden Erwärmen wirkt Tiefgefrorenes noch immer abkühlend. Das zeigt sich in Kälteempfindlichkeit, Erschöpfung und nächtlichem Wasserlassen. Um Speisen haltbar zu machen, ist es viel besser, sie einzuwecken, statt sie einzufrieren. Eine in Gläsern abgefüllte heiße Suppe ist über Wochen haltbar und bewahrt einen großen Teil ihrer vitalitätsspendenden Wirkung.

In Kombination mit der Mikrowelle wird die Energie in der Nahrung zum größten Teil zerstört. Im Gegensatz zu allen anderen Kochmethoden wird das Gargut hier von innen nach außen erhitzt, ohne Kontakt mit einer äußeren Wärmequelle. Das verändert auf schädliche Weise die Molekularstruktur der Speise, und ihre harmonische Schwingungsstruktur geht verloren. Eine

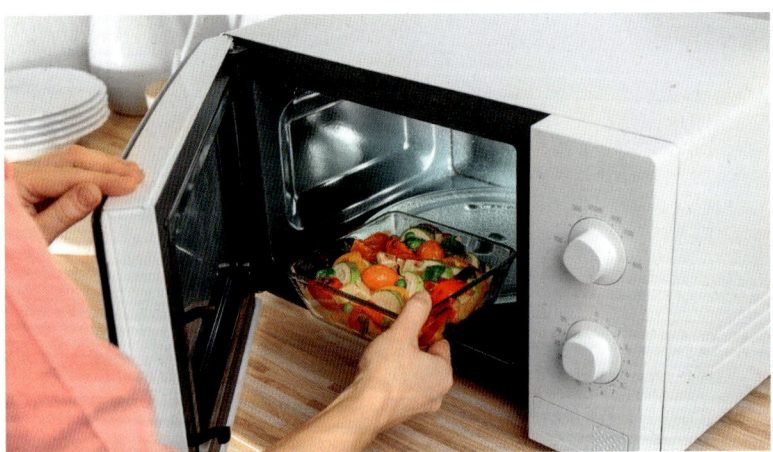

Nährstoffanalyse verspricht zwar eine normale Zusammenset-
zung der gewärmten Mahlzeit, aber der Körper ist nicht in der
Lage, sie in Energie umzuwandeln. Stattdessen entstehen bei
der Verdauung »Abfallprodukte« (siehe Seite 38). Anstatt Energie
zu gewinnen, verliert der Körper Kraft und muss auf seine Reser-
ven zurückgreifen.

Menschen, die ihre Gerichte regelmäßig in der Mikrowelle zubereiten, neigen häufig zu Blutmangel und Erschöpfung. Auch
ihre Immunabwehr ist herabgesetzt. Der Verdauungsprozess ist
verlängert, der Speisebrei verweilt länger im Darm, wodurch sich
der Darm ausweitet und erschlafft. Es entstehen Fäulnis- und Gä-
rungsprozesse und die Darmflora wird gestört.

Die weitverbreitete Zubereitung von tiefgefrorenen Fertig-
produkten in der Mikrowelle wird meist mit Zeitmangel begrün-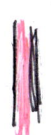
det. Claude Diolosa, ein inspirierender TCM-Lehrer, sagt dazu:
»Tiefkühlkost und Mikrowelle ersparen dir viel Zeit. Aber du
musst auch Zeit sparen, denn du stirbst früher.«

Folgen eines regelmäßigen Verzehrs von Tiefkühl-kost und in der Mikrowelle erhitzter Nahrung

- das angenehme Sättigungsgefühl nach der Mahlzeit
  bleibt aus, man fühlt sich voll, aber nicht satt
- nach dem Essen fühlt man sich müde, träge und antriebslos
- Verdauungsstörungen, Blähungen, Verstopfung durch
  Darmträgheit
- Pilzerkrankungen
- geschwächte Immunität, erhöhte Erkältungsanfälligkeit
- geistige Trägheit
- Depression, Gefühl der Aussichtslosigkeit
- Übergewicht

Neustart

Für viele Menschen ist es erstaunlich zu sehen, wie viel sich für sie verändert, wenn sie die folgenden fünf Tipps, oder zumindest einen Teil davon, eine Weile lang ausprobieren:

- Iss langsam und genieße.
- Esse und trinke so oft wie möglich warm.
- Lass Frühstück und Mittagessen deine Hauptmahlzeiten sein.
- Iss, was dir bekommt, und achte auf dein Körpergefühl nach dem Essen.
- Reduziere beziehungsweise vermeide Brot, Zucker, Milch, Schweinefleisch und Wurst, Fertigprodukte und Tiefkühlkost sowie in einer Mikrowelle zubereitete Nahrung.

Schon einfache Veränderungen können deinen Energielevel deutlich heben und dein Wohlbefinden verbessern. Unpässlichkeiten wie Blähungen, Völlegefühl oder Müdigkeit nach den Mahlzeiten werden gelindert. Jeder, der sich normalerweise von Käsebrot

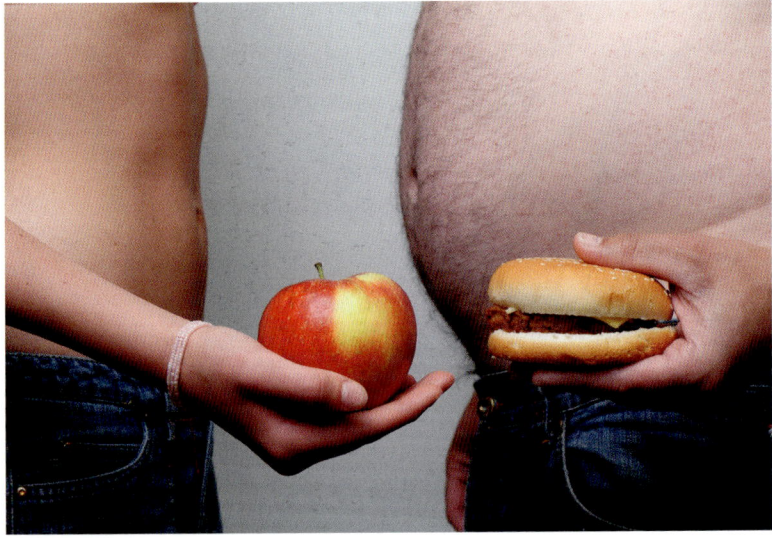

und Joghurt ernährt, wird sich allein dadurch besser fühlen, dass er den Tag mit einem warmen Frühstück beginnt.

Da es sich jedoch bei einer Ernährungsumstellung um eine Veränderung unserer lieb gewordenen, oft lebenslangen Essgewohnheiten handelt, reicht es nicht aus, zu wissen, was gut für uns ist. Es bedarf einer bewussten Entscheidung für einen Neuanfang.*

> Schon einfache Veränderungen können deinen Energielevel deutlich heben und dein Wohlbefinden verbessern.

Besser als ...

Versuche nicht unbedingt eine Radikalkur, setze deine Ideale nicht zu hoch. Sich etwas vorzunehmen, was man dann sowieso nicht durchhalten kann, frustriert und bringt einen schnell wieder vom einmal eingeschlagenen Weg ab. Folge daher nicht verbissen einem Ernährungsplan, sondern beginne mit Veränderungen, die für dich realistisch und machbar sind. Die solltest du mindestens einen Monat lang konsequent ausprobieren. Wenn du merkst, dass es dir gutgetan hat, dass du dich leichter und energiegeladener fühlst, hast du die nötige Motivation, diesen Weg fortzusetzen. Das Erfolgserlebnis, kleine Schritte konsequent gegangen zu sein, ermuntert dich weiterzumachen.

Eine warme Mahlzeit am Tag ist besser als keine, *ein* Riegel Schokolade ist besser als die ganze Tafel ... Ein vernünftiges Maß an Genussmitteln, zum Beispiel ein Espresso nach dem Essen,

---

* Manchmal ist es dafür hilfreich, einen erfahrenen Ernährungsberater mit Kenntnissen der Chinesischen Medizin aufzusuchen. Nach einer eingehenden Diagnose wird er dir für deine individuelle Konstitution gezielt Nahrungsmittel und Kochmethoden empfehlen, die deine Gesundheit unterstützen, und dir auch aufzeigen, was du eher vermeiden solltest. Das ist besonders empfehlenswert, wenn du bereits krank bist.

eine süße Nachspeise oder ein Glas Wein am Abend, ist für die meisten Menschen nicht schädlich, es sei denn, sie sind ernsthaft krank.

Bevor du etwas an deiner Ernährung veränderst, schreibe drei Tage *alles* auf, was du dir in den Mund steckst, führe Buch über Esszeiten und -mengen, zum Beispiel: 11 Uhr – ein Fruchtjoghurt, 13 Uhr – ein Käsebrötchen und ein Mineralwasser ... Nach drei Tagen studiere diese Zettel und schaue, was du verändern kannst und möchtest. Vielleicht ersetzt du mehrere Zwischenmahlzeiten durch eine Hauptmahlzeit oder du stehst fünfzehn Minuten früher auf und bereitest dir ein warmes Frühstück.

Übergewicht

Der Hauptgrund, die Ernährung zu ändern, ist für viele nur das leidige Übergewicht. Die meisten Menschen, vor allem Frauen, sind mit ihrem Gewicht unzufrieden und halten sich für zu dick. Schlanksein hat Kultstatus. Doch ein nach dem Body-Mass-Index diagnostiziertes Übergewicht bedeutet nicht unbedingt, verschlackt zu sein. Ob du lediglich bloß weiche Rundungen hast oder zu viele Ablagerungen, kannst du daran erkennen, ob du genügend Energie hast.

> Gewichtsabnahme hat mehr mit der Stärke unseres Verdauungssystems als mit Kalorien zu tun.

Schon junge Mädchen probieren Schlankheitsdiäten aus und sind mit dem Zählen von Kalorien beschäftigt. Die dafür verwendeten Tabellen und Listen führen jedoch in die Irre. Da die Nahrungsmittel unterschiedlich viel Energie für die Verdauung brauchen, sagt die angegebene Kalorienmenge nichts darüber aus, ob das entsprechende Essen dick macht. Gewichtsabnahme hat mehr mit der Stärke unseres Verdauungssystems als mit Ka-

lorien zu tun. Wenn energielose Nahrung, die das Verdauungsfeuer schwächt, die Ursache des Übergewichts ist, ist es nicht der
richtige Weg, einfach nur weniger davon zu essen. Um Fette zu
verbrennen und die »Abfallprodukte« auszuscheiden, braucht
der Körper Energie.

Die gängigen Diäten schwächen die Kraft des Stoffwechsels.
Das gilt auch für unregelmäßiges Essen, das eher dick macht:
wenn der Körper nie weiß, wann er wieder etwas bekommt, spei-
chert er sicherheitshalber alles ein. Auch kleine Snacks zwischendurch führen leichter zu Übergewicht als eine richtige Mahlzeit.

Diäten beeinträchtigen zudem das Verhältnis zu unserem
Körper und erschweren die Wahrnehmung seiner wahren Bedürfnisse. Häufig führen sie dazu, dass unsere Gedanken nur
noch ums Essen kreisen, vor allem darum, was wir *nicht* essen
sollten. Unsere Energie geht dadurch in den Kopf und fehlt dann
im Verdauungstrakt. Das boykottiert den Genuss, und unser na-
türliches Gefühl für Hunger und Sättigung geht verloren.

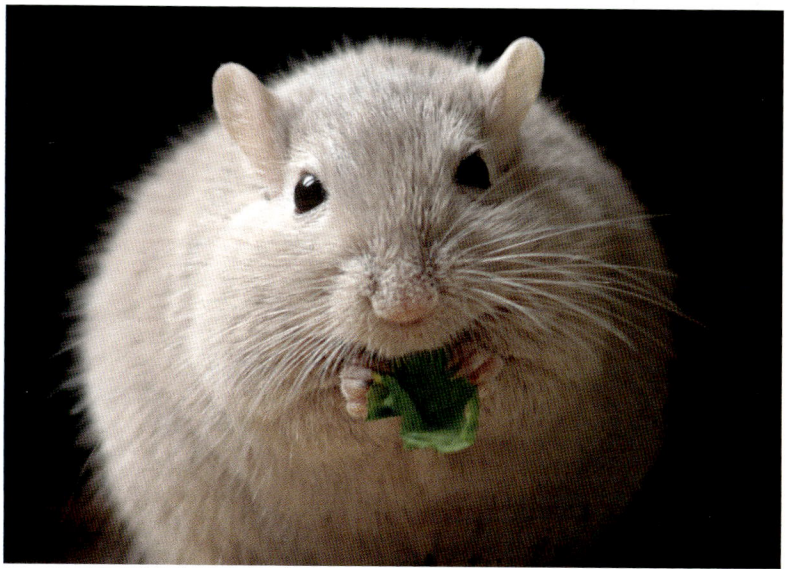

Diäten sind für die meisten Menschen ein innerer Kampf mit permanenten Rückschlägen. Sie haben selten einen nachhaltigen Erfolg. Die dafür benötigte Selbstkontrolle und der Verzicht führen fast zwangsläufig irgendwann zu einem Kontrollverlust und darüber zu Essattacken, die uns den bekannten Jo-jo-Effekt bescheren. Am Ende kommen Schuld- und Versagensgefühle dazu, die das Ganze noch verschlimmern.

> Um langfristig abzunehmen und den Weg zu einem Gewicht zu finden, das wirklich zu uns passt, braucht es keine Diät, sondern eine Ernährungsumstellung.

Um langfristig abzunehmen und den Weg zu einem Gewicht zu finden, das wirklich zu uns passt, braucht es keine Diät, sondern eine Ernährungsumstellung. Es geht darum alles zu tun, was das Verdauungsfeuer entfacht: mindestens zweimal täglich warm essen und natürlich die Hauptverursacher des Übergewichts vermeiden: Brot, Milchprodukte und Zucker. Nur wenn unser Übergewicht damit zu tun hat, dass wir von dem guten Essen einfach zu viel zu uns nehmen, gilt die alte Regel »FdH« – auf gut Deutsch gesagt: »Friss die Hälfte«, bei der der Teller immer nur zur Hälfte gefüllt wird.

Reinigungskur mit Reis oder Hirse

Wenn dein Organismus überlastet ist von einer lang andauernden Fehlernährung; wenn sich überall im Körper Schlacken und Ablagerungen durch unverdaute Rückstände angesammelt haben; wenn du nicht verstehst, was die Ursachen deiner Symptome sind, und dadurch die Medikamente, die gegensteuern sollten, nicht greifen, kann es sinnvoll sein, den ganzen Organismus »herunterzufahren«. Das geht wunderbar mit einer Getreidekur, denn sie ermöglicht alles wegzulassen, was den Körper belastet. Obwohl man dabei Gewicht verliert, ist diese Kur nicht als Diät gedacht. Wie bei einer Fastenkur geht es darum, das ganze Verdauungssystem zu entlasten. Obwohl das Getreidefasten für die meisten Menschen besser verträglich ist als eine traditionelle Fastenkur, sollten sehr kranke, erschöpfte und alte Menschen sowie Schwangere, stillende Mütter und Kinder diese Kur nicht anwenden.

> Den ganzen Organismus »herunterzufahren« geht wunderbar mit einer Getreidekur, denn hier kann man alles weglassen, was den Körper belastet.

Als Getreidesorten eignen sich Reis und Hirse, die beide Feuchtigkeit aus dem Körper ausleiten. Reis leitet zudem Hitze aus und reinigt den Darm, was besonders wohltuend bei roten, juckenden Hautausschlägen ist und bei übelriechendem Stuhl. Wer leicht friert, sollte den süßen Mochireis bevorzugen. Hirse wirkt als einziges Getreide basisch auf den Körper.

Vor der Kur nimm ein bis zwei Tage kein tierisches Eiweiß zu dir, nichts scharf Angebratenes und keinen Kaffee oder Alkohol. Die eigentliche Kur kann drei, sechs, neun oder zwölf Tage durch-

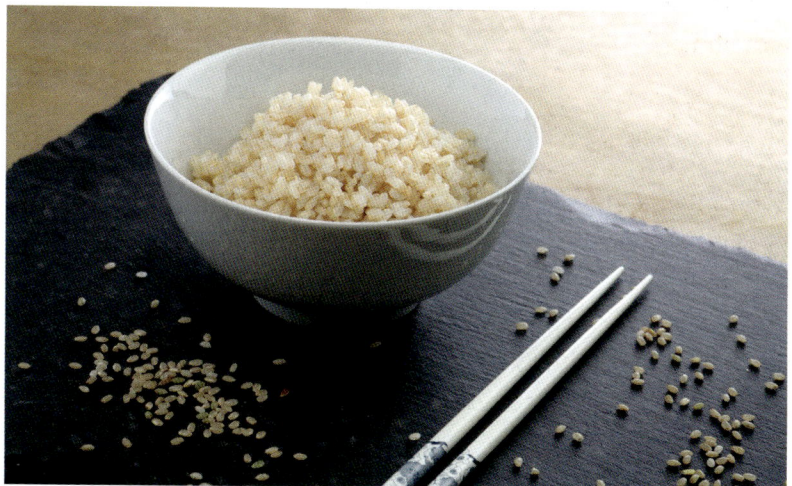

geführt werden. Nimm dir zunächst drei Tage vor und schaue, wie es dir dabei geht, dann kannst du auf sechs Tage erhöhen. Du kannst in dieser Zeit so viel Getreide essen, wie du möchtest. Achte darauf, es sehr gut zu kauen und einzuspeicheln.

Sehr kranke, erschöpfte und alte Menschen sowie Schwangere, stillende Mütter und Kinder sollten keine Fastenkur machen.

Bereite das Getreide wie folgt zu: gieße es mit der doppelten oder dreifachen Menge Wasser auf und koche es weich. Da die Kur den Blutdruck tendenziell etwas senkt, sollten Menschen mit niedrigem Blutdruck etwas Salz hinzufügen, ansonsten wird das Getreide nicht gesalzen. Während dieses Reinigungsprozesses trinke reichlich, um die gelösten Schlackenstoffe auszuleiten, vorzugsweise heißes Wasser. Wenn du leicht frierst, füge ein paar Stückchen Ingwer oder Fenchelkörner hinzu. Solltest du dich während der Kur schwach fühlen, kannst dir du zu dem Getreide gedünstetes Gemüse oder Kompott bereiten. Nach Beendigung der Kur beginne mit leichter Kost. Genieße die Unbeschwertheit und die Klarheit, die durch die körperliche Entschlackung entstanden ist.

Essen gut – alles gut

Gutes Essen, das sowohl unser körperliches als auch unser geistiges Wohlbefinden unterstützt, macht uns nicht nur gesund, sondern auch glücklich. Wenn wir das zu uns nehmen, was uns wirklich nährt, wird sich das auf alle Bereiche unseres Lebens auswirken. Dann können wir uns nicht nur über eine körperliche Unbeschwertheit freuen, wir sind auch voller Energie, wach und präsent. In diesem Zustand wird es uns leichtfallen, uns zu konzentrieren und zu meditieren, uns zu bewegen und zu tanzen und uns des Lebens zu erfreuen.

Über die Autoren

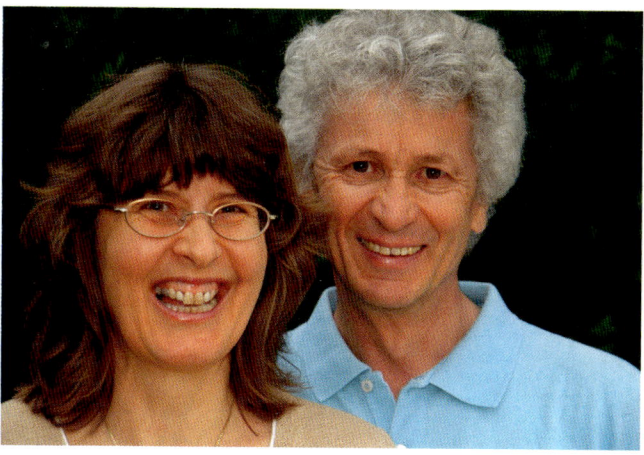

Sakina K. Sievers und Nirgun W. Loh sind Autoren zahlreicher Bücher zu den taoistischen Fünf Elementen, zu Shiatsu, Akupressur und Do-In, die inzwischen als Standardwerke in vielen körpertherapeutischen Fachausbildungen empfohlen werden. Leicht verständlich und anschaulich geschrieben, erfreuen sich ihre fundierten Bücher darüber hinaus immer größerer Beliebtheit bei interessierten Laien.

Gemeinsam leiten sie das ShenDo Institut und unterrichten Shiatsu und Akupressur. In ihrem wunderschönen Seminarhaus in Stellshagen nahe der Ostsee bieten sie Kurse für Gesundheit und Lebensfreude sowie Meditationsretreats an. Sie haben während ihrer langjährigen Aufenthalte in Indien östliche Heilmethoden studiert. Nirgun arbeitet seit vielen Jahren als Heilpraktiker mit Schwerpunkt Shiatsu und Chinesische Medizin.

Informationen über die Shiatsu-Ausbildung und die Seminare des ShenDo Instituts: **www.shendo-ostsee.de**

Die in diesem Buch beschriebenen Anwendungen und Tipps sind von den Autoren mit größter Sorgfalt dargestellt. Die Informationen sind jedoch keine medizinischen Empfehlungen und ersetzen nicht den Rat und die Hilfe eines Arztes. Bei ungeklärten oder ernsthaften körperlichen oder seelischen Problemen sollte unbedingt ein Arzt, Heilpraktiker oder Psychotherapeut konsultiert werden, bevor die Anwendungen beginnen. Die Autoren und der Verlag übernehmen keinerlei Haftung für eine etwaige Beeinträchtigung der Gesundheit, die sich aus dem Gebrauch oder Missbrauch der in diesem Werk dargestellten Methoden ergeben könnte.

Die Deutsche Nationalbibliothek verzeichnet diese Publikation in der Deutschen Nationalbibliografie; detaillierte bibliografische Daten sind im Internet über www.dnb.de abrufbar.

Zweite Auflage
© 2022 ShenDo Verlag, Wolfgang Loh, Stellshagen
www.shendo-verlag.de

Bildquellen
Umschlagbebilderung vorne: Kürbisse: Maya Kruchankowa – © shutterstock.com
Umschlagbebilderung hinten: Kürbis: Ekaterina-Belinskaya © pexel.com
Coverinnenseite: Kürbissuppe: Markus Mainka – © shutterstock.com
Innenseiten: Burger: Foxy_A – © fotolia.com; Möhren: Stefan Körber – © fotolia.com;
Familienessen: Rawpixel Ltd. – © stock.adobe.com; Gemüseschneiden: Rawpixel.com –
© shutterstock.com; alte Küche: Jeanette Dietl, Donaustauf – © fotolia.com;
Gewürzmarkt: # 181020 – © fotolia.com; Apfel: # 1119454 – © fotolia.com;
Espresso: Jeni Stockman – © fotolia.com; Kräutertee: Sandra Cunningham – © fotolia.com;
Organuhr: Wolfgang Loh – © shendo-verlag.de; Hirsebrei: Olga Miltsova –
© shutterstock.com; Gemüsestand: Alexsandar Mijatovic – © shutterstock.com;
Supermarkt: Phpetrunina – © stock.adobe.com; Brotfabrik: DedMityay –
© shutterstock.com; Schokoladenfluss: Mikael Damkier – © fotolia.com; Kuh: Alexander
Wurditsch – © fotolia.com; Katze: Svetlana Gladkova – © fotolia.com; Makronen:
Mockaroon-5B-CcdKM9LA – © unsplash.com; Mikrowelle: Africa Studio –
© shutterstock.com; Apfel und Burger: wgajda@fotografo.pl – © fotolia.com; Maus:
Mirko Raatz – © fotolia.com; Reisschale: Johannes Cawelius – © shendo-verlag.de
Autorenportrait: Nirdosh Hufnagl – © shendo-verlag.de

Lektorat: Dhirendra M. Thomae
Layout und Satz: Carola Klinke

Printed in Germany
ISBN 978-3-943986-27-3